Dr. med. Andrea Hofer

Rezeptfrei

Gesundheit aus dem Universum

Mentale Heilung von Krankheiten

Haftung

Die in diesem Buch enthaltenen Informationen sollen der Aufklärung dienen und ersetzen keine medizinische Diagnose, ärztliche Verordnung oder Behandlung. Sie ersetzen auch nicht den Besuch bei einem Arzt oder Heilpraktiker. Der Inhalt ist allenfalls als Begleitung und Ergänzung zu einem vernünftigen und verantwortungsvollen Gesundheitsprogramm gedacht. Autorin und Verlag können für unsachgemäßen Gebrauch keine Haftung übernehmen.

Bitte fordern Sie unser kostenloses Verlagsverzeichnis an:

Smaragd Verlag
In der Steubach 1
57614 Woldert (Ww.)
Tel.: 02684-97848-10
Fax: 02684-97848-20
E-Mail: info@smaragd-verlag.de
www.smaragd-verlag.de

Oder besuchen Sie uns im Internet unter der obigen Adresse.

© Smaragd Verlag, 57614 Woldert (Ww.)
Deutsche Erstausgabe: Januar 2014
Zweite Auflage: Februar 2014
© Cover: Argus - Fotolia.com / pitris - Fotolia.com
Umschlaggestaltung: preData
Satz: preData
Printed in Czech Republic
ISBN 978-3-95531-033-2

Dr. med. Andrea Hofer

Rezeptfrei
Gesundheit aus dem Universum

Mentale Heilung von Krankheiten

Smaragd Verlag

Über die Autorin

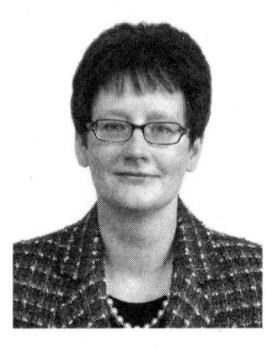 Die in Wien geborene praktizierende Ärztin beschäftigt sich seit ihrer Studienzeit mit Spiritualität. Als sie ihren zukünftigen peruanischen Ehemann traf, betrachtete sie dies als Wink des Schicksals und folgte ihm nach Peru, wo sie seit 2005 als Ärztin und Entwicklungshelferin für benachteiligte Kinder in armen Bereichen von Lima tätig ist. In diesem mystischen Land entwickelte sie den Drang, ihr medizinisches Wissen mit ihren spirituellen Erkenntnissen in Einklang zu bringen.

Die Autorin lebt mit ihrer Familie in Lima und in Wien.

hoferdelima@yahoo.de

Widmung

Für Eliza

„Ein Mensch erträumt, was er wohl täte,
wenn wieder er die Welt beträte.
Dürft' er zum zweiten Male leben,
wie wollt' er nach dem Guten streben
und streng vermeiden alles Schlimme!
Da ruft ihm zu die inn're Stimme:
„Hör auf mit solchem Blödsinn, ja?
Du bist zum zwölften Mal schon da!"

Eugen Roth

INHALT

Vorwort

Liebe Leserinnen und Leser,

seit mehr als sieben Jahre lebe ich bereits in Lima, einer wunderbaren Stadt, die mein Weltbild und meine Vorstellungen vom Leben auf den Kopf gestellt hat. Hier wurde mir klar, dass es nicht nur wichtig ist, auf sein Äußeres zu achten, sondern auch auf sein Inneres zu hören. Peru ist ein sehr spirituelles Land mit einer außergewöhnlichen Schwingung, die eine neue Welt eröffnen kann, wenn man sich darauf einlässt.

Als ich hier ankam, war mir manches sehr fremd. Auch heute noch ist jeder Tag ein Abenteuer. Zu Beginn kannte ich nur wenige Menschen, und um meine täglichen Eindrücke zu verarbeiten, schrieb ich E-Mails an meine Freunde in Wien, die ich zum Teil in die Texte eingebaut habe. Vielleicht mögen Ihnen einige Erzählungen als übertrieben oder an den Haaren herbeigezogen vorkommen, doch sie entsprechen der Wahrheit. Einer Wahrheit, die hier in Südamerika eine völlig andere ist als die, die Sie kennen. Meine Saga ist stets: „Ich fühle mich so, als hätte man mich auf den Mond geschossen!"

Mein Weltbild wurde von einem Tag auf den anderen auf den Kopf gestellt. In Peru ist alles anders als zu Hause (in Wien): andere Denkweisen, Essensgewohnheiten, Speisen, Temperatur, Pflanzenarten, Menschen, Sprache, (Un)pünktlichkeit, sogar die Art, wie Religion gelebt wird. Hier habe ich gelernt, dass Gott viele Gesichter haben kann. Vor allem der andine Schöpfergott „Viracocha" und

die schönen Erzählungen des heute noch lebenden peruanischen Schriftstellers Antón Ponce de León Paiva haben
mich sehr geprägt. Der bedeutendste Gott der Anden ist
Viracocha, der wiederum Inti, den Sonnengott, erschuf. Inti
ist Lebensspender, Schöpfer und Erzeuger des Lebens. Er
lebt in jedem von uns und wir in ihm. Aus diesem Grund
sind wir Schöpfer. Durch unsere Gedanken erschaffen wir
uns unsere Lebensumstände, unser Umfeld und leider
auch unsere Krankheit oder Gesundheit. Der in uns lebende Inti ist vollkommen, doch gleichzeitig Teil des universellen Intis, der sich dann in Mann oder Frau manifestiert.

Wir müssen uns bewusst werden, dass wir nicht dieser
Körper sind, den wir im Spiegel sehen, sondern göttliche
Funken, die in einem Käfig (unserem Körper) eingeschlos-
sen sind. Durch unseren Geist sind wir mit dem Großen
Geist (Viracocha, Gott) verbunden und können ihn ge-
danklich bei allen unseren Angelegenheiten im Leben um
Hilfe rufen.

Es ist von größter Wichtigkeit, was Sie denken. In
Ihrem Unterbewusstsein ist alles gespeichert, was Ihrer
Meinung nach Ihr Leben darstellt. Durch Ihre Gedanken
nähren Sie täglich Ihr Unterbewusstsein und gestalten
so Ihr Leben. Allerdings muss Ihr Glaube nicht immer der
richtige sein, aber es ist die Vorstellung, die sich realisiert,
weil Sie es glauben. So erschaffen Sie Ihre Welt mit Ihrem
Geist, und allein Sie sind der Urheber all dessen, was Ihnen widerfährt. (Außer es sind andere Faktoren im Spiel,
wie die Umstände in dem Land, in dem Sie leben: Krieg,
Politik, Religion, Soziales, Naturkatastrophen usw.)

Sind Sie fröhlich, optimistisch, zufrieden und glücklich, werden Ihr Leben und Ihr Handeln dies widerspiegeln. Sie werden sympathisch auf andere wirken, und alle Hindernisse, die Ihnen das Leben stellt, werden Sie durch Ihre positive Lebenseinstellung gut bewältigen. Da wir bei Geburt den freien Willen mitbekommen haben, liegt es an uns, zu entscheiden, was Gut und was Böse ist. Alles im Leben ist veränderlich, nichts ist fix.

Wenn Sie mit Ihrem Leben momentan nicht zufrieden sind, können Sie das durch die Änderung Ihrer Gedanken korrigieren. Das Herrliche (und leider auch Schwierige) dabei ist, dass Sie dazu niemand anderen benötigen, sondern Sie selbst können Ihre Lebensumstände ändern. Sobald Sie eine negative Einstellung durch eine positive austauschen, wird sich etwas in Ihrem Leben ändern.

Unsere geistige Haltung ist Energie in unablässiger Bewegung und ständiger Transformation. Sobald Sie sich bewusst werden, dass Sie es sind, der für Ihre Lebensumstände und Ihre Krankheit verantwortlich ist, können Sie es ändern. Es empfiehlt sich, stets positiv und optimistisch zum Leben und den Umständen eingestellt zu sein. Unsere Gedanken sind Schwingung. In hoher Frequenz sind sie positiv und in niedriger negativ.

Probieren Sie aus, wie Sie sich fühlen, wenn Sie sich in der Nähe eines glücklichen, zufriedenen Menschen aufhalten, der lustig und frohgestimmt ist. Sie werden eine schöne Schwingung und sich gut fühlen. Nähern Sie sich allerdings einem zornigen Menschen, werden Sie sich durch die niedrigen Schwingungen, die er aussendet, unwohl fühlen. So beeinflussen uns die Menschen, mit denen wir uns umgeben, und auch wir beeinflussen andere durch unsere positiven oder negativen Gedanken. Indem Sie stets eine hohe Schwingung ausstrahlen (durch positive Gedanken), ist die Schwingung Ihres Körpers und auch die Ihrer Mitmenschen hoch. Wir befinden uns stets in Schwingung, das Universum ist dynamisch.

Das Wichtigste ist, sich seiner positiven oder negativen Gedanken bewusst zu werden, um sie bei Bedarf zu ändern. Sie können den Schwingungszustand Ihrer Mitmenschen beeinflussen, indem Sie freundlich sprechen, lächeln, Freude und Glück ausstrahlen. Man wird Sie gerne um sich haben, und Sie werden sich wohlfühlen. Durch ein bewusstes und selbstverantwortliches Denken erfahren Sie ein glückliches und gesundes Leben.

Lima, März 2013

I. BEWUSSTWERDEN DER GEDANKEN

Alltagsgeschichten

„Guten Morgen, Frau Doktor", sagt Frau M. erschöpft, während sie vorsichtig die Tür öffnet. Ihre beiden Racker zwängen sich bereits zwischen den Beinen ihrer Mutter ins Praxiszimmer und drängen sie beiseite, sodass die Tür mit einem lauten Knall an die Wand schlägt. Die zwei Sprösslinge lassen sich tobend auf dem Fussboden zum Spielen nieder. Durch einen schnellen Blick ins Wartezimmer erkenne ich, dass sie auch dort bereits ihr Unwesen getrieben haben, denn Blumenerde und zerzupfte Pflanzenblätter liegen am Boden verstreut. Meine Ordinationsgehilfin rollt genervt ihre Augen zur Zimmerdecke, während sich Frau M. seufzend und krumm vor Schmerzen auf den Sessel plumpsen lässt.

Sofort beginnt sie zu jammern: „Den gesamten Tag über muss ich mich um die wilden Bengel kümmern, die meine gesamte Wohnung zertrümmern" (und auch meine Praxis, denn ich sehe im Augenwinkel, dass einer der Bengel soeben versucht, den Vorhang hinaufzuklettern). „Ruhig Blut", sage ich zu mir und wende mich wieder Frau M. zu, die mir wie immer die alte Leier erzählt. Sie ist eine altbekannte Patientin, die seit Jahren mit denselben Beschwerden zu kämpfen hat: Kreuzschmerzen, Kopfweh und Müdigkeit sind ihre beharrlichen Begleiter. Ständig dasselbe, denke ich mir, nichts ändert sich in ihrem Leben. Permanent schlägt sie sich mit denselben Sorgen herum, ärgert sich andauernd über dasselbe und spult stets die gleichen Gedanken ab. Mit nur einem Ohr höre ich ihrer Leidensgeschichte zu, denn sie ist mir bereits geläufig.

Meine Frage, ob Sie meine vorgeschlagenen Übungen zum positiven Denken ausprobiert hat, wird von Frau M. bejaht. „Aber die helfen ohnehin nichts", versichert sie mir sogleich. Ich: „Warum helfen sie nicht?" Achselzuckend und zu Boden blickend sitzt sie stumm vor mir. „Wann machen Sie die Übungen?", frage ich. Zögernd kommt die Antwort: „Na ja, morgens, wenn ich Frühstück für die Familie herrichte, dann sage ich schnell den Spruch auf: „Danke für die vollkommene körperliche, geistige und seelische Gesundheit." Aber dann vergesse ich das auch gleich wieder. Sie sehen ja, ich bin voll und ganz von meinen beiden Kindern in Anspruch genommen. Da bleibt nicht viel Zeit für mich." Ja, leider, denke ich insgeheim und verschreibe ihr seufzend wieder mal ein Schmerzmittel.

Nur wenn Sie wirklich bereit sind, in Ihrem Leben etwas zu ändern, kann es klappen. „Affirmationssprüche" nebenbei aufzusagen hat wenig Sinn, denn Sie müssen diese bewusst aussprechen oder denken. Wenn Sie nicht bei der Sache sind, gerade keine Zeit haben, dann lassen Sie es. Es wirkt nur, wenn Sie mit Ihren Gedanken und Gefühlen voll dabei sind. Um nicht wieder in die Gedankenspirale zu tappen und immer dieselben negativen Gedanken herunterzuspulen, müssen Sie sich bewusst werden, welche Gedanken Sie den ganzen Tag über denken. So lange Sie sich Ihrer negativen Äußerungen (und somit auch Gedanken) nicht bewusst werden, können Sie diese nicht ändern. Dann werden Ihr Leben und Ihre Krankheit unveränderlich bleiben.

Bis ein Patient zu mir kommt und mir sein Leid klagt, hat er seine Schmerzen sicherlich bereits hunderte Male geistig durchgespielt. Wie er es mir am besten sagen soll, wo es genau weh tut und zu welcher Uhrzeit. Genauso verhält sich dieser Mensch mit seinen täglichen Sorgen und Problemen. Er zerpflückt diese hunderte Male bis ins kleinste Detail und „wärmt" sie wieder und wieder auf. Und das oft jahrelang. Deswegen schmerzt es den meisten von uns auch stets an denselben Körperstellen.

Ihr Leben können Sie erst dann verändern, wenn Sie sich Ihres falschen Denkens bewusst werden. So lange Sie sich Ihrer Gedanken und Handlungen nicht bewusst sind, ist Ihr Leben auf Autopilot gestellt; es wird durch Ihr Unterbewusstsein gesteuert. Durch bewusstes Sprechen oder Denken von Affirmationen können Sie Ihren Geist und Ihr Unterbewusstsein positiv beeinflussen. Ich bitte Sie, Ihre Affirmationen „von ganzem Herzen" zu sprechen und sie nicht nebenbei „herunterzurattern", während Sie morgens die Schulbrote Ihrer Kinder schmieren, der kesse Briefträger an der Tür Sturm läutet, der Hund vor Hunger bellt und Ihre Aufmerksamkeit möchte, Sie die letzten Notizen zu Ihrer Einkaufsliste hinzufügen und der Fernseher auf volle Lautstärke aufgedreht ist. Etwas Ruhe am Tag müssen Sie sich für Ihr neues Bewusstsein „freischaufeln".

Ausweg

„Wer krank ist, wird zur Not sich fassen.
Gilt's, dies und das zu unterlassen.
Doch meistens zeigt er sich immun,
heißt es, dagegen was zu tun.
Er wählt den Weg meist, den bequemen,
was ein- statt was zu unternehmen!"

Eugen Roth

Vor kurzem saß eine deutsche Touristin bei mir in der Ordination (in Lima) und erzählte mir von ihrem verkorksten Leben. Es falle ihr schwer, sich anzupassen, sowohl in Deutschland als auch in Lima, alle anderen seien stets gegen sie, überall ecke sie an, niemand möge sie, sie fühle sich stets ausgeschlossen. Ich erzählte ihr von der Bereicherung des Lebens durch positive Gedanken, und sie war bereit, das sofort auszuprobieren. Ich empfahl ihr, sich ans Meer zu setzen und alle negativen Gedanken mit den Wellen wegzuspülen.

Als es dann ans Zahlen meiner Honorarnote ging, bemerkte sie, dass ihr die Geldbörse gestohlen worden war. Super, da rede ich mir den Mund fusselig, und jetzt kann sie nicht bezahlen, dachte ich insgeheim. Da sie noch eine Bankkarte in einem Geheimfach ihrer Hosentasche fand, schickte ich sie zum nächsten Automaten. Aufgeregt kehrte sie ohne Geld wieder in meine Praxis zurück und meinte, auch ihre Bankkarte sei aus unerklärlichen

Gründen gesperrt. (Manche Menschen ziehen wirklich alles Negative an!) „Sobald Sie Geld haben, können Sie bezahlen", munterte ich sie auf und schickte die nervöse Patientin nach Hause.

Gleich am nächsten Tag erschien sie wieder und wollte unbedingt mit mir sprechen. „Stellen Sie sich vor", begann sie die Konversation, „wie Sie mir gestern empfohlen haben, setzte ich mich auf einen Felsen und blickte entspannt ins Meer. Ich stellte mir vor, alles würde gut werden, und Geld käme zu mir. Ich wusste zwar nicht woher, aber ich dachte einfach, es solle ein Wunder geschehen. Plötzlich hörte ich hinter mir jemanden meinen Namen rufen. Da ich niemanden in Lima kenne, dachte ich: „Komisch, wer soll mich jetzt rufen?" Als ich mich umdrehte, sah ich zwei Freunde aus meinem Dorf in Deutschland, die nur einen Tag in Lima verbrachten. Und das Beste daran: „Als ich vor drei Monaten nach Lima fuhr, borgte ich den beiden eine größere Geldsumme, die sie mir gestern zurückgaben."

Handelt das Universum nicht fantastisch? Wenn Sie an Wunder glauben können, geschehen diese. Lassen Sie sich in die göttliche Fürsorge fallen, vergessen Sie Ihre Beschränkungen und falschen Lebensvorstellungen. Denken Sie naiv und kindlich.

Vom Erschaffen durch unsere Gedanken

Das Gesetz des Erschaffens:

Alles, was Sie denken, manifestiert sich. Nicht nur in Ihrem Körper oder Ihren Charakter, auch Ihre Umgebung wird durch Ihre Gedanken erschaffen. Sie erschaffen alles um sich: Ihre Lebensbedingungen, Wohnverhältnisse, alles Materielle, alles, was Ihnen geschieht, auch Ihre Krankheit. Durch Ihre Gedanken erschaffen Sie sich Ihr Konzept, Ihre Welt und alles, was Ihnen im Laufe Ihres Lebens passieren wird. Wenn für Ihre Begriffe Gesundheit der Normalzustand des Menschen ist, werden Sie ein gesunder Mensch sein. Ist Reichtum für Ihr Lebenskonzept unausweichlich, wird es Ihnen nie an Geld mangeln. Meinen Sie, dass Armut, Unfälle, Pech oder Krankheit Ihr Schicksal sind, werden Sie diese anziehen. Sind Sie der Meinung, dass Sie Wohlstand, Glück und Gesundheit gepachtet haben, werden diese in Ihr Leben treten. Was Sie vom Leben erwarten, wird sich manifestieren.

So einfach ist das Gesetz des Erschaffens durch Ihre Gedanken. Jeder von uns lebt in seiner eigenen Welt, die er für sich erschaffen hat. Wir sind Schöpfer wie Gott, da wir ein Teil Gottes sind. Wir werden mit einer Schöpferkraft geboren, mittels der wir unser Leben kreieren. Sobald Ihnen das bewusst ist, können Sie Ihr Leben aktiv in die Hand nehmen und es nach Ihrem Belieben gestalten. Sie sind nicht mehr dem Schicksal ausgeliefert, denn durch Ihre Gedanken erschaffen Sie Ihr Los selbst. Nun haben Sie keine Ausrede mehr, dass andere an Ihrem verpfuschten Leben schuld sind. Wenn Sie unzufrieden sind, ändern Sie Ihr Lebenskonzept durch Veränderung Ihrer Gedanken. Ihre Welt, Ihre Lebensumstände und alles, was Ihnen geschieht, entsteht durch Ihre Gedanken. Sie sind es, der befiehlt.

Manche Menschen fragen sich, warum ihnen häufig negative Dinge geschehen. Des Öfteren habe ich von Frauen vernommen, dass Männer ohnehin „nur Schweine" sind. Welche Art von Männern werden diese Frauen in ihr Leben ziehen, was denken Sie? Es manifestiert sich das, was Sie denken und fühlen. Wenn Sie davon ausgehen, dass Sie nur über schwache Erschaffungskräfte verfügen, so, wie ein kleiner Zauberlehrling, der noch am Üben ist, werden Sie über wenige Kräfte verfügen. Sind Sie hingegen der festen Überzeugung, dass in Ihnen ein mächtiges geistiges Potenzial steckt, das zielgerecht eingesetzt werden kann, erreichen Sie, was Sie wollen. Sie können Ihr Lebenskonzept und die Sicht der Dinge selbst wählen.

Wir Menschen sind Energie, und auch der gesamte Kosmos besteht aus Energie. Energie fließt in die Richtung, in die wir sie mental lenken. Wichtig für ein energievolles und gesundes Leben ist es, sich so wenig wie möglich mit negativen Einflüssen zu beschäftigen. Ihre energievollen Gedanken fließen immer in Richtung Ihrer Aufmerksamkeit. Beschäftigen Sie sich stark mit negativen Dingen, auch wenn Sie diese eigentlich aus Ihrem Leben ausschließen möchten, fließt die Energie in Richtung Ihrer Gedanken. Durch Ihre Gedankenkraft verstärken Sie genau den Zustand, den Sie eigentlich abwenden möchten. Sie sind der König in Ihrer Welt. Oft können die Menschen detailgenau schildern, was sie alles nicht haben oder erleben möchten. Viele beschäftigen sich ausführlicher mit den Dingen, die sie nicht möchten, als mit den erwünschten Dingen in ihrem Leben. Dann wundern sie sich, warum in ihrem Leben so vieles schiefläuft.

Indem Sie Ihre Gedanken auf Dinge fokussieren, die Sie nicht möchten, richten Sie Ihre Aufmerksamkeit dorthin, und Ihre Energie fließt in diese Richtung. Wenn Sie sich schreckliche Dinge vorstellen, glauben, dass Sie erkranken werden und Ihre Gedanken täglich darum kreisen, wird sich genau das manifestieren. Wir sind das, was wir denken.

Zwei pilgernde Mönche kamen zu einem Fluss. Dort sahen sie ein Mädchen, gekleidet in seinem schönsten Staat, das offenbar nicht wusste, was es tun sollte, denn der Fluss war tief, und es wollte seine Kleider nicht verderben. Ohne weiteres nahm einer der Mönche es auf den Rücken, trug es hinüber und setzte es auf der anderen Seite auf trockenem Boden ab.

Dann setzen die Mönche ihren Weg fort. Nach einer Stunde begann der andere Mönch zu klagen: „Sicherlich ist es nicht richtig, eine Frau zu berühren; es ist gegen die Gebote, engen Kontakt mit Frauen zu haben. Wie konntest du gegen die Gesetze der Mönche verstoßen?"

Der Mönch, der das Mädchen getragen hatte, ging schweigend dahin, aber schließlich bemerkte er: „Ich setzte sie vor einer Stunde am Fluss ab, warum trägst du sie noch immer?"[1]

Unsere Gedanken sind „Sachen"

Unsere Gedanken sind „Sachen", Materie. Unser Denken beeinflusst unser Leben. Es „erscheint", was wir glauben und denken. Leider auch Negatives. Was wir in unserem Inneren (Kopf) denken, erscheint im Äußeren (Leben, Umgebung). Unsere Gedanken bestimmen über Krankheit oder Gesundheit, Glück oder Pech, Erfolg oder Misserfolg, Fehltritte oder Siegerehrungen, abhängig davon, ob sie negativ oder positiv sind. Niemand hat Schuld an Ihrem Leben, nur Sie alleine. Denn Sie entscheiden sich für positive oder negative Gedanken. Durch Ihre Gedanken haben Sie Ihr Leben und die Umstände, in denen sie momentan leben, angezogen. Auch Ihre Krankheit. Wenn Sie täglich mit griesgrämigem Gesicht auf die Straße gehen und alle unfreundlich anmotzen, dürfen Sie sich nicht wundern, wenn Sie schlecht oder patzig behandelt werden. Leben Sie zufrieden, stets mit einem Lächeln auf den Lippen, glücklich und optimistisch, ist es kaum verwunderlich, dass Sie beliebt sind, geliebt werden, man Sie überall mit Freude empfängt und Ihr Leben gut verläuft.

Die Wahl liegt bei Ihnen. Sie können entscheiden, ob Sie sich für positives oder negatives Denken entscheiden. Alles, von dem Sie erwarten, dass es eintritt, wird eintreten. Alles, was Sie ablehnen und verleugnen, wird nicht eintreten. Wenn Sie Ihre Art zu Denken ändern, werden sich Ihre Umgebung, Ihr Leben, Ihr Glück und Ihr Gesundheitszustand ändern.

Stellen Sie sich eine Lampe mit Hunderten von Glüh-birnen vor. Denken Sie sich vor dieser Lampe eine grüne Plastikwand. Der Raum und alle Gegenstände darin sind plötzlich in dunkelgrünes Licht getaucht. Die hellen, klaren Farben sind jetzt dunkel und verschmutzt. Ihre Augen wur-den verfinstert und geschwärzt. Alles in Ihrer Umgebung hat sich verdunkelt.

Jetzt stellen Sie eine rote Plastikwand vor die Lampe. Alles hat sich verändert. Dieselben Gegenstände und der Raum, der zuvor dunkel war, erscheinen Ihnen nun belebt. Es sind dieselben Gegenstände, Sie sehen sie nur mit an-deren Augen. Sie wissen, dass hinter der Plastikwand im-mer die Lampe mit den weißen Glühbirnen steht. Was Sie sehen, ist eine Erscheinungsform, die jederzeit von Ihnen geändert werden kann. Sie haben die Wahl, ob Sie Ihre Welt gerne in Dunkelgrün, Rot oder klarem Weiß sehen.

Im Leben kann man entweder glauben und etwas Po-sitives erwarten, oder sich ängstigen und Negatives be-fürchten. Wenn Sie Angst haben, ahnen Sie etwas Nega-tives voraus. Sie erschaffen dadurch mit aller Kraft Ihrer Seele das Negative, und es lässt nicht lange auf sich war-ten, denn Sie haben es durch Ihre Gedanken „gerufen". Jeder Gedanke, der mit einem starken Gefühl verbunden ist, manifestiert sich schneller und mit stärkerer Kraft. Angst ist ein sehr machtvolles Gefühl. Wenn Sie Angst vor Unfällen haben, schweren Erkrankungen, Herzinfarkt, Krebs, Magenbeschwerden oder sonstigen Scheußlich-keiten, dürfen Sie sich nicht wundern, wenn genau diese

Erkrankungen Sie ereilen. Ich höre Sie bereits innerlich protestieren. Sie meinen, es gibt doch Viren, Bakterien und Mikroben? Diese sind doch kein Produkt unserer Gedanken, sie existieren wirklich und rufen eine Unmenge von Erkrankungen hervor. Alle Krankheitserreger sind nur Auswirkungen und keine Ursachen. Der eigentliche Grund liegt im Geist, in Ihren Gedanken. Der Keim ist nur eines der Bindeglieder der Kette. Die Erkrankung ist das Endprodukt. Keime sind immer und überall, aber nicht alle machen uns krank. Wenn Sie fest davon überzeugt sind, dass Sie niemals krank werden, komme was wolle, können Sie im ärgsten Sturm mit dünner Bluse stehen und werden nicht erkranken. Ihre Überzeugung wird siegen. Haben Sie allerdings Angst, sich beim leichtesten Wind eine Erkältung zu holen, geben Sie der Krankheit durch Ihre Gedanken eine Chance.

„So, wie ein Mensch in seinem Herzen denkt, so ist er".

Jesus

Sobald Sie erkennen, dass Sie selbst es sind, der sich alle Schmerzen und Krankheiten antut, können Sie das ändern. Allerdings muss die Bereitschaft von Ihnen ausgehen. Jeder unserer Gedanken ist Schwingung. Diese Gedankenschwingung breitet sich in alle Richtungen aus, so, wie die Wellen, die entstehen, wenn Sie einen Stein ins Wasser werfen. Negative Gedanken sind düster, trübsinnig, deswegen schwingen sie in einer niedrigen Frequenz. Positive Gedanken sind hell, leuchtend, strahlend, lichtdurchflutet und schwingen in einer hohen Frequenz. Positive Gedanken sind immer stärker als negative. Haben Sie harmonisch schwingende Gedanken, ist Ihr Körper in Harmonie und strahlt Gesundheit aus. Denken Sie disharmonisch (negativ), überträgt sich diese negative Schwingung auf Ihren Körper, und Schmerzen oder eine Krankheit treten auf. Durch Ihre Gedanken steuern Sie Ihr Leben. Es mag vielleicht bequem sein, so weiterzumachen wie bisher. Eine Änderung, welcher Art auch immer, ist stets schwierig. Aber nichts ist unmöglich. Mit festem Willen und Überzeugung ist es möglicherweise einfacher, als Sie denken.

Wenn Sie morgens aus dem Fenster sehen, es ist windig, grau oder föhnig und Sie denken, dass dies genau das Wetter ist, bei dem Sie stets einen Migräneanfall bekommen, wird dieser mit ziemlicher Sicherheit folgen. Durch die Beschäftigung mit der Migräne, das fortwährende Denken daran, die Angst, wieder Schmerzen erleiden zu müssen, ziehen Sie den Kopfschmerz an. Durch Angst vor dem Schmerz und negative Gedanken ziehen Sie genau die Situation an, die Sie verhindern möchten. Das mag etwas abstrus klingen, doch leider ist es so. Durch die ängstliche Beschäftigung mit der Krankheit kreisen Ihre Gedanken ständig um diese Erkrankung, die Sie nicht möchten. Dadurch verstärken Sie Ihre Angst und senden eine noch mächtigere negative Schwingung aus. Die Folge ist, dass die Krankheit „erscheint". Gedanklich haben Sie die Krankheit gerufen.

Regnet oder schneit es, höre ich des Öfteren von älteren Menschen: „Bald werden mir wieder die Knie zu schmerzen beginnen" oder: „Mein Rheuma wird mich in Kürze wieder quälen." Denn bei feuchtem Wetter „muss" man Schmerzen haben. Das ist eine weitläufige Meinung, die Sie vielleicht auch schon gehört haben. Wie würde Ihnen die Idee gefallen, dass das Wetter für Ihr Leiden überhaupt keine Rolle spielt? Sie könnten einfach denken, dass Sie niemals Schmerzen haben. Weder bei Sonnenschein noch bei Regen oder Schnee. Auch Narben muss man bei feuchtem Wetter nicht spüren. Allein der Glaube daran und die Beschäftigung mit dem Thema lassen die Narben schmerzen.

Auch ich litt viele Jahre lang unter Ischiasschmerzen. Kaum wurde es kühler oder es gab einen Luftzug, spürte ich meinen „Ischias". Durch Jammern wie: „Hier zieht es, mir tut schon wieder mein Ischias weh", bereitete ich dem Schmerz zusätzlich eine besondere Freude und zeigte dadurch meinem Peiniger die Bereitschaft, mich richtig quälen zu dürfen. Heute habe ich es mir abgewöhnt, bei jedem geringsten Luftzug oder Kälteeinbruch zu jammern und bin seit einigen Jahren „bewusst" schmerzfrei. Falls ich doch wieder in meine alte Denkweise verfalle und der Schmerz sich breit machen will, denke ich sofort bewusst: „Der Schmerz gehört nicht zu mir, er soll gehen." (Mehr dazu weiter unten.) In Kürze verzieht er sich wieder, denn er ist nicht willkommen.

Ich höre Sie bereits rufen und sagen: „Ich habe niemals an eine Krankheit gedacht, sie ist wie aus heiterem Himmel über mich hergefallen." Leider muss ich Ihnen sagen, dass auch in diesem Fall die Krankheit von Ihren falschen, negativen Gedanken erschaffen wurde. Manchmal wundert man sich, dass ein heiterer, lebenslustiger Mensch ein schreckliches Schicksal erleiden muss. Sie können sich sicher sein, dass diese Person Ihnen Fröhlichkeit vorspielt. Irgendwo hat dieser Mensch „eine Leiche im Keller vergraben", sonst wäre sein Leben anders verlaufen.

„Das Glück deines Lebens hängt von der Beschaffenheit deiner Gedanken ab."

Marcus Aurelius

Die bekannte Denkerin der Neuzeitbewegung, Conny Mendez aus Venezuela, hat in einem kleinen Experiment die Kraft der menschlichen Gedanken gezeigt. Für die Jahre 1966/1967 wurde in Venezuela ein Erdbeben vorausgesagt. Conny Mendez lehrte Ihre Schüler die Wichtigkeit positiver Gedanken und deren Beeinflussung auf das Leben und die Lebensumstände. Selbstverständlich kann man kein Erdbeben beeinflussen, sehr wohl aber, ob man davon betroffen sein wird. Sie selbst sowie Hunderte ihrer Anhänger stellten sich gedanklich darauf ein, dass sie vom prophezeiten Erdbeben verschont bleiben würden (klingt sehr kindlich, oder?). Am 29. Juli 1967 ereignete sich in Caracas ein starkes Erdbeben, das innerhalb von 39 Sekunden 80.000 Menschen obdachlos machte und Hunderte von Todesopfern forderte. Es entstand ein Sachschaden von 100 Millionen Dollar. Keiner der Schützlinge von Conny Mendez wurde vom Erdbeben ernsthaft betroffen.[2]

Es ist die innere Einstellung, die unser Leben formt. Wir selbst entscheiden, ob wir Angst vor etwas haben (im Fall von Conny Mendez vor dem Erdbeben) oder nicht. Angst ist ein starkes, negatives Gefühl, das zerstörerisch in Ihrem Leben wüten kann. Durch das einfache Umdenken, keine Angst mehr zu haben, können Sie viel Heilung in Ihr Leben ziehen. Vielleicht ist es Ihnen möglich, sich ein kindliches Denken anzugewöhnen. Ein Kind fragt nicht lange, bevor es einen geliebten Menschen umarmt oder sich auf seinen Schoß setzt. Es hat keine Angst vor der Zukunft und sorgt sich nicht um seine Gesundheit. Wäre es nicht schön, wie Kinder denken zu können? Sie leben sorgenfrei, glücklich und kümmern sich ums Spielen. Müssen wir uns wirklich täglich so viele Sorgen machen und Angst haben?

„Als ich ein Kind war, redete ich wie ein Kind, dachte wie ein Kind und urteilte wie ein Kind. Als ich ein Mann wurde, legte ich ab, was Kind an mir war. Jetzt schauen wir in einen Spiegel und sehen nur rätselhafte Umrisse, dann aber schauen wir von Angesicht zu Angesicht. Jetzt erkenne ich unvollkommen, dann aber werde ich durch und durch erkennen, so, wie ich auch durch und durch erkannt worden bin."

1. KOR 13, 11-12

Ändern Sie Ihre Gedanken, Einstellungen und Überzeugungen, und eine Änderung Ihres Lebens lässt nicht
lange auf sich warten. Achten Sie auf Ihre Worte und die
Gefühle, die Sie dabei empfinden. Gott hat das Universum
mit seinem Geist kreiert. Wir erschaffen durch unseren
Geist unsere Welt. Die Welt, in der wir leben, ist weder gut
noch schlecht. Sie ist so, wie wir sie sehen. Jeder für sich
hat seine eigene Welt. Deswegen ist es wichtig, sich seiner Gedanken, Worte und Taten bewusst zu sein. Denken
Sie über den heutigen Tag nach und versuchen Sie nach-
zuvollziehen, wie Sie in manchen Situationen gesprochen,
gehandelt, gedacht oder empfunden haben. So können
Sie viel über sich lernen. Alles, was Ihnen nicht gefällt, ändern Sie. Sie können Ihre Gedanken, Ihren Zorn, Ihren
Unmut und die Art, wie Sie mit Ihren Mitmenschen umgehen, lenken. Dafür müssen Sie sich aber zuerst bewusst
werden, was für ein Mensch Sie eigentlich sind.

Nehmen wir an, Sie sind eine Hausfrau mit zwei liebevollen, aber sehr anspruchsvollen Kindern und leben
in einem Haus, dessen Haushalt viel Arbeit macht. Sie
warten den ganzen Tag auf Ihren Mann, um sich abends
bei ihm über alles, was Ihnen nicht passt, zu beschweren.
Kaum legt Ihr Angetrauter seinen Mantel ab, überfallen Sie
ihn mit Klagen wie: „Endlich kommst du, wo warst du denn
so lange? Der Abfluss ist verstopft, und ich kann nicht
waschen. Du willst sicherlich dein Abendessen pünktlich,
aber das geht jetzt nicht, denn ich war die ganze Zeit mit
dem blöden Ding beschäftigt. Außerdem war unser Sohn
wieder sehr unartig, und ich musste ihn bestrafen. Er ist

jetzt in seinem Zimmer. Du hast hoffentlich daran gedacht, die Stromrechnung zu bezahlen, nicht so wie letzten Monat..." Sie können sicher sein, dass sich Ihr Göttergatte bereits mächtig freut, wenn er nach Hause kommt. Vielleicht atmet er bereits vor der Tür einige Male tief ein, bevor Ihr Redeschwall ihn trifft.

Sie könnten morgen Abend etwas Neues ausprobieren: Öffnen Sie liebevoll die Tür, umarmen Sie Ihren Mann und sagen ihm einige nette Worte ins Ohr. Wundern Sie sich nicht, wenn Ihr Mann misstrauisch meint, Sie seien bereits am helllichten Tage betrunken. Schließlich ist er diese Begrüßung nicht gewohnt. Fragen Sie ihn, wie sein Tag war, und erst dann beginnen Sie mit Ihren „Klagen". Versuchen Sie, diese nicht zu scharf zu formulieren. Bedenken Sie, Ihre Worte spiegeln Ihre Gedanken wider, und diese beeinflussen Ihren Körper und Ihren Gesundheitszustand. Liebevolle, bedachte Worte bringen Heil in Ihr Leben und sind wohltuend für Ihren Körper. Achten Sie darauf, wie Sie sich fühlen, wenn Sie nett zu Ihrem Partner sind. Der Idealzustand für Ihren Körper ist es, immer genug an Liebe zu erhalten.

Wenn es Ihnen schwerfällt, beim Öffnen der Tür Ihrem Mann nicht den Kopf abzureißen, sollten Sie vor seinem Heimkommen üben. Nehmen Sie sich Zeit, um darüber nachzudenken, was Sie an Ihrem Mann lieben. Schwelgen Sie in Gedanken in alten Zeiten, bevor die Routine des Haushalts und die Alltagsgeschichten Ihre Romantik zerstört haben. Vielleicht notieren Sie sich, was Sie an Ihrem Mann lieben und danken dafür. „Danke, dass er liebevoll mit mir umgeht." Denken Sie nur positiv und kritisieren Sie sich nicht selbst. Also sagen Sie nicht: „Danke, dass er liebevoll mit mir umgeht, obwohl ich ihn jedes Mal zur Schnecke mache, sobald er nach Hause kommt". Bleiben Sie positiv. „Danke für seine Liebe, danke für seine Zärtlichkeit, danke, dass er die Familie ernährt." Möglicherweise rufen Sie Ihren Liebling einmal während des Tages spontan an und flüstern ihm einige nette Worte ins Telefon. Seien Sie nicht enttäuscht, wenn er sehr erstaunt darüber ist und misstrauisch meint, was er für Sie erledigen soll oder welche Besorgungen noch fehlen.

Wenn Ihr Kind von der Schule nach Hause kommt, begrüßen Sie es liebevoll und fragen, wie es in der Schule gelaufen ist. Auch wenn Sie nur eine patzige Antwort erhalten, bleiben Sie freundlich und positiv. Bedenken Sie, die schroffe Antwort Ihres Sprösslings spiegelt ebenfalls das Innere Ihres Kindes. Bevor Sie mit Rügen und Regeln beginnen, sprechen Sie ein wenig mit Ihrem Kind und gehen erst dann auf den Alltag ein.

Leider ist es in der heutigen Zeit der Computerspiele, des Fernsehens und der hypermodernen Handys, die bereits alle Funktionen außer der Selbstzerstörung eingebaut haben, nicht modern, miteinander zu sprechen. Des Öfteren konnte ich „Gespräche" zwischen Mutter und Tochter auf Facebook verfolgen, obwohl beide im selben Haushalt leben. Ich frage mich, wie viel beide täglich ohne Facebook oder Smartphone miteinander kommunizieren.

Danken Sie auch für Ihre Kinder, und bleiben Sie dieses Mal wieder positiv. Es kann Situationen geben, in denen Sie Ihre Quälgeister am liebsten durchs Fenster schießen würden, aber im Grunde genommen lieben Sie Ihre Kinder. Formulieren Sie keine negativen Affirmationen, auch wenn Ihre Kinder Sie bis zur Weißglut reizen. Eventuell verstehen Sie die Welt Ihrer Kinder nicht, finden deren Bekleidung hässlich (ich kann auch nicht verstehen, wieso man viel Geld für Jeans bezahlen soll, die bereits im Geschäft Löcher haben), empfinden deren bevorzugte Musik als aufwühlend und zu laut und ihre Freunde als schlechten Umgang. Ich denke, dasselbe haben unsere Eltern über uns gedacht (außer die Sache mit den löchrigen Hosen). Indem Sie dankende Worte für Ihre Kinder aussprechen (oder denken), beeinflussen Sie auch deren Welt (und Sorgen) durch Ihre positiven Gedankenschwingungen. „Danke für meine wunderbare und harmonische Beziehung zu meinen Kindern." Erwarten Sie Wunder.

Achten Sie ebenfalls auf Ihr Gefühl oder Ihre Gedanken, wenn Sie morgens zur Arbeit gehen. Sind es gute oder schlechte Gefühle? Mögen Sie Ihre Arbeit, oder fühlen Sie sich unwohl bei dem Gedanken, wieder den ganzen Tag in einem muffigen Büro zu hocken und sich vom Chef anfauchen zu lassen? Lassen Sie nicht zu, dass andere Ihre Negativität an Ihnen auslassen. Der Großteil der Menschen hat es mit weniger netten Chefs zu tun. Sind Sie in der glücklichen Lage, einen freundlichen Vorgesetzten zu haben, bedanken Sie sich dafür beim Universum. „Danke für meinen super Chef." Sollte dieser aber eher eine ungute Stimmung in der Abteilung verbreiten, bedanken Sie sich ebenfalls: „Danke, Universum, dass ich einen Job habe und somit mein Leben frei gestalten kann." Weil Ihr Boss scheinbar nichts von positivem Denken versteht, können Sie ihm (und dabei auch sich selbst) durch positive Affirmationen helfen.

Im Fall, dass Sie widerwillig zur Arbeit gehen und bereits morgens am Arbeitsplatz ein flaues Gefühl haben, danken Sie für alles, was es in Ihrem Arbeitsumfeld gibt und segnen Sie es. „Ich segne meine Arbeitsstelle und danke dafür. Danke, Universum, dass ich Arbeit habe und damit meiner Familie Schutz und Essen geben kann. Ich segne das Büro, in dem ich arbeite, ich segne meinen Arbeitsplatz, ich segne meinen Computer (danke, sonst müsste ich noch immer mit einer mechanischen Schreibmaschine tippen und mich bei jedem Fehler ärgern), ich segne meinen Schreibtisch (danke, sonst wüsste ich nicht, wo ich meine Utensilien unterbringen sollte), ich segne meinen Sessel (danke, dass ich nicht stehen muss), ich segne mein Schreibwerkzeug (danke, sonst müsste ich mit Feder und Tinte schreiben), ich segne meinen Locher (danke, sonst müsste ich mit meinen Zähnen Löcher ins Papier beißen), ich segne mein Telefon (sonst müsste ich die Buschtrommel schlagen), ich segne…"

Erkennen Sie, dass vieles für Sie selbstverständlich ist. Danken Sie, dass es dies alles gibt und Sie es benutzen dürfen. Sie können das Segnen spielerisch auf alle Ihre Lebenslagen ausweiten. Auf Ihr Heim, Ihren Partner, Ihre Kinder, Ihre Freunde und Bekannten, Ihre Haustiere, Ihre Arbeitskollegen und Ihren muffigen Boss. Dank und

Segen lösen Negativität bei Ihnen und erstaunlicherweise auch in Ihrem Umfeld auf. Indem Sie positiv denken, wird die Welt Ihrer Mitmenschen ebenfalls liebe- und energievoller.

Nicht jeder beschäftigt sich mit positivem Denken. Leider ist es eher der umgekehrte Fall – die meisten Menschen denken negativ und pessimistisch. Seien Sie sich bewusst, dass Ihre Gedanken reine göttliche Energie sind. Durch Ihre positiv gestimmte Einstellung ändern Sie das Energiefeld um sich, und auch Ihre Mitmenschen können (unbewusst) nicht ausweichen. Sie werden unweigerlich mit dem Strudel des Positiven mitgerissen. Seien Sie sicher, dass in Kürze ein Wunder geschieht. Sie werden sehen, danach sehen Sie Ihren Arbeitsplatz gleich anders. Machen Sie diese Segensübung täglich und freuen Sie sich, wenn Ihnen Ihr „unfreundlicher" Chef nett zulächelt oder seine griesgrämige Chefsekretärin Ihnen beim nächsten Mal einen Kaffee anbietet. Sie werden staunen, wie sich die Welt um Sie verändert. Seien Sie darauf gefasst, dass man Sie fragt, warum der Chef plötzlich so freundlich Ihnen gegenüber ist (und scheinbar nur zu Ihnen). Glauben Sie mir nichts, probieren Sie es aus, und staunen Sie.

Wo immer Sie sich befinden, zum Beispiel auf dem Nachhauseweg, im Stau, an einer Haltestelle, im Kaffeehaus, an der Kassenschlange, in der Badewanne – beginnen Sie für die Gegenstände, die Sie sehen, zu danken und segnen Sie diese. Sie werden merken, Ihre Welt wird von Tag zu Tag freundlicher und liebevoller. Vielleicht segnen Sie die Menschen, die an Ihnen vorübergehen, oder diejenigen, die ebenfalls an der Schlange stehen. „Ich segne das Gute in dir und deine Gesundheit." Vergessen Sie nicht die Bettler auf der Straße oder die gestresste Verkäuferin, die „so langsam arbeitet". Machen Sie es sich zum Spaß, beim Einkaufen zu segnen. „Ich segne diesen Einkaufswagen und danke dafür." (Sonst müssten Sie alle Waren mit Ihren beiden Händen tragen.) „Ich segne das Kaufhaus und danke dafür, dass es für mich diese leckeren Waren heranschafft." „Ich segne dieses Obst und danke dafür, dass ich frische Waren essen darf." „Ich segne den Bauern, der das Obst angebaut, gegossen und geerntet hat, den Lastwagenfahrer, der es in die Stadt gebracht hat, die Verkäuferin, die es einsortiert hat, und die Waage, die mir das genaue Gewicht und den Preis errechnet (sonst müsste die Verkäuferin schätzen)."

Segnen Sie auch Situationen oder Menschen, die Ihnen Schmerz und/oder Leid zugefügt haben. Sie wissen, Sie tun es für sich, denn Sie sind es, der an der Situation leidet. Mit Segen können Sie viel Leid, auch bereits geschehenes, auflösen.

„Ich segne _____ (sprechen oder denken Sie den Namen der Person, die den Schmerz und das Leid verursacht hat) das Gute in dir und deine Gesundheit."

„Ich segne _____ (sprechen oder denken Sie den Namen der Person, die leidet, oder gelitten hat) das Gute in dir und deine Gesundheit."

Seien Sie sich bewusst, dass jeder Segen und Dank, den Sie aussprechen, wieder zu Ihnen zurückkehrt und Heilung bringt. Vergessen Sie nicht, auch sich selbst zu segnen. „Ich segne das Gute in mir und meine Gesundheit."

Manche Menschen, die mir begegnen, meinen, dass sie das Segnen nur einmal probieren möchten, denn niemand in ihrer Umgebung oder ihrem Freundeskreis tut das. Es genügt, wenn Sie es einmal aussprechen, denn dadurch haben Sie sich mit dem Thema beschäftigt. Eigentlich wollen Sie diese „Sache" endlich bereinigen. Außerdem haben Sie sich durch den Segen innerlich verändert. Er kann die Verkrustungen in Ihrem Herzen aufbrechen und Heilung bringen. Schließlich möchten Sie gerne etwas ändern und streben ein gesundes und lebenswertes Leben an, oder? Einmal den Segen einer schmerzhaften Situation oder eines Menschen auszusprechen genügt, um eine Veränderung herbeizuführen. Es wäre wirklich schade, weiterhin mit Groll im Herzen zu leben und sich selbst zu verletzen. Durch das Segnen verändert sich nicht die Welt, sondern Sie verändern sich. Sie haben die Bereitschaft, Ihre Verletzungen anzuerkennen und loszulassen. Dadurch sieht Ihre Welt anders aus, und Sie werden zu einem stärkeren und gesünderen Menschen.

Nehmen wir an, Sie sind schwer krank und müssen langwierige, angsteinflößende Therapien im Krankenhaus (Arztzimmer, Krankenzimmer, Therapieraum, Kurhaus, Rehabilitationszentrum…) über sich ergehen lassen.

Während Sie im Wartezimmer auf Ihre Behandlung warten, sollten Sie fortan die Zeit sinnvoll nutzen. Tippen Sie nicht in Ihrem Telefon herum, um sich die Zeit totzuschlagen, sondern segnen und danken Sie: „Ich segne dieses Zimmer und danke, dass ich eine Behandlung bekommen darf. Ich segne meine Medikamente und danke dafür, ich segne mein Krankenbett und danke dafür, ich segne den Infusionsständer und danke dafür, ich segne das sterile Infusionsbesteck und danke dafür, ich segne alles, was um mich ist."

Segen und Dank haben positive, wertvolle Energien, die negative Strukturen ins Positive umwandeln. Krankenhäuser und Arztpraxen sind mit viel Leid und Angst beladen, und es ist wichtig, dass es Menschen wie Sie gibt, die diese negative Energie ins Positive umkehren. Damit tun Sie sich und Ihrem Körper etwas Gutes und helfen nebenbei Ihren Leidensgenossen. Seien Sie nicht egoistisch, der Mensch, der neben Ihnen im Wartezimmer sitzt, trägt ebenso Leid und Schmerz mit sich. Segnen Sie auch ihn und somit sich selbst.

„Was Ihr für einen meiner geringsten Brüder getan habt, das habt Ihr mir getan."

Matthäus Evangelium,
Kapitel 25, Verse 31-46

Wenn Sie auch an Ihre Mitmenschen, Ihre Umwelt, Tiere, Pflanzen und die Erde denken, sind Sie Jesus (und damit dem Universum) ein Stück näher. Das Universum wird seinen Segen zu Ihnen zurückschicken. Senden Sie auch einen Segen an die hektischen Krankenschwestern, den unnahbaren Oberarzt sowie das gesamte Krankenhauspersonal. Vergessen Sie nicht das Putzpersonal, denn ohne dieses müssten Sie auf einem verstaubten Sessel sitzen, ein verschmutztes WC benutzen und könnten nicht über spiegelglatte Fußböden schreiten. Erwarten Sie, dass sich durch das Segnen Ihre Welt ändert. In Kürze werden Sie mehr von Ihrer Umwelt erkennen und sich über Ihren „Weitblick" freuen. Sehen Sie Ihre Welt mit anderen Augen, zählen Sie Dinge auf, die sich in Ihrer unmittelbaren Umgebung befinden, und danken Sie dafür. Seien Sie dankbar für die vielen Dinge in Ihrem Leben, die Sie bisher noch nie wahrgenommen haben, da sie für Sie selbstverständlich waren.

„Wir sind, was wir denken. Alles, was wir sind, entsteht in unseren Gedanken. Mit unseren Gedanken erschaffen wir die Welt. Sprich oder handle mit einem unreinen Geist, und Schwierigkeiten werden dir folgen. Sprich oder handle mit einem reinen Geist, und Glück wird dir folgen."

Buddha, Dhammapada

Ausreden, warum wir nichts an unserem Leben ändern können

Durch bewusstes positives Denken können Sie relativ einfach Ihre Lebensumstände ändern, es ist niemals zu spät. In Ihnen schlummert eine Kraft, die Sie nicht unterschätzen sollten. Wenn Ihnen etwas an Ihrem Leben nicht gefällt, können Sie es bewusst durch Veränderung Ihrer Gedanken umwandeln. Sie können die geeigneten Menschen in Ihr Leben ziehen, die passenden Umstände, die geeignete Arbeit, Geld, das Sie benötigen, einen Partner, eine Schwangerschaft, mehr Liebe, Zufriedenheit, Glück, Gesundheit und Heilung; alle Dinge, von denen Sie bisher nur träumen oder die Sie sich insgeheim wünschen. Ich höre Sie bereits protestieren.

1. Es ist zu schwierig, jetzt noch Ihr Leben zu ändern: Ausrede!

Ohne Zweifel ist das der häufigste Vorwand. „Wo ein Wille ist, ist auch ein Weg!" Sind Sie sicher, dass es wirklich schwierig sein wird, oder vielleicht bedeutet es, dass Sie sich ein wenig anstrengen müssen? Schwierig ist es, weil es eine Umstellung für Ihr Leben bedeutet, Sie daran arbeiten oder etwas an Ihrem jetzigen Leben ändern müssen. Das kann Angst machen. Es ist einfach, nicht nachdenken zu müssen. Wir leben täglich automatisch unser Leben und reagieren nur. Wenn Sie eine Änderung wünschen, bedeutet das auch, dass Sie aktiv daran arbeiten müssen.

Die Schwierigkeit ist die Blockade in Ihrem Kopf. Ihr Leben ist immer so, wie Sie es sich denken. Denken Sie, dass das Leben mühsam ist, ist es mühsam. Denken Sie hingegen, dass alles einfach sein wird, wird es einfach sein.

Kürzlich besuchte ich einen schwerkranken Mann im Krankenhaus, dem ich zum Abschied aufmunternde Worte sagte. Er drückte mir die Hand und sagte: „Es ist schwierig!" Ja, dachte ich insgeheim, leider machst du es dir selbst schwer.

Sie wählen zwischen Schwierig oder Einfach, und durch Ihre magnetischen Gedanken und Wünsche wird genau dieser Zustand in Ihr Leben gezogen. Seien Sie sich stets Ihrer Gedanken bewusst. Ich höre Sie bereits sagen: „Wenn das alles so einfach wäre! Es redet sich leicht!" Sie müssen mir überhaupt nichts glauben, probieren Sie es aus!

Laotse drückt es so aus:

„Wenn du deinen Geist änderst,
wird sich der Rest deines Lebens gut anordnen."

Es ist Ihr Leben und Ihre Gesundheit. Sie möchten schmerzfrei und lebensbejahend durchs Leben ziehen? Dann müssen Sie etwas dafür tun. Die „Schwierigkeit" liegt in Ihren verknoteten Gedanken. Denken Sie stets: „Ich kann das" oder „ich schaffe es", dann wird es einfacher.

Ich sehe noch heute die entsetzten Gesichter meiner Verwandten, als ich mit achtzehn Jahren den Wunsch äußerte, Medizin zu studieren: „Kreisch, das schaffst du nicht!" Auch meine Lehrer hatten aufmunternde Worte wie: „Medizin ist zu schwierig, das schaffst du nicht!" für mich parat. Nach meinem Studium wollte ich in einem großen Krankenhaus arbeiten. Was meinten meine lieben Verwandten dazu: „Die werden gerade auf dich warten!" Nach mehrjähriger Tätigkeit im Krankenhaus war es mein Wunsch, bei einer Pharmafirma unterzukommen: „Gerade auf dich werden sie warten!" Als ich beschloss, eine NGO (Global Network) zu gründen: „Das überlässt du besser Menschen, die etwas davon verstehen (die werden auf dich warten…)."

Leider ist das kein Einzelfall, mehrere meiner Studienkollegen und Freunden erzählten mir Ähnliches. Selbstverständlich sind solche unbedachten Worte schmerzlich, sollten Sie aber nie von Ihrem Weg abhalten. Sie können alles erreichen, was Sie sich vorgenommen haben. Aufgeben ist keine Option, denn „aufgegeben wird nur ein Brief, und sonst nichts". Ihr Leben wird in dem Moment kompliziert, wenn Sie sich durch komplizierte Gedanken selbst ein Bein stellen.

2. Sie sind zu krank, um sich mit positiven Dingen zu beschäftigen: Ausrede!

Gerade deswegen sind Sie krank geworden. Weil Sie vieles „schwarz" sehen. Vielleicht denken Sie, Sie müssen krank sein, oder es liegt in der Familie, krank zu sein.

Glauben Sie das nicht – alle Konzepte, die Sie sich in den letzten Jahren zurechtgelegt haben, können Sie wieder ändern. Bei Krankheit ist es wichtig, stets nach Lösungen zu suchen und niemals den Kopf hängen zu lassen. Sagen Sie nicht, Sie können das nicht, weil… Sie möchten doch gesund werden, oder? Alles, was Sie wollen, können Sie auch. Denken und fühlen Sie positiv, lassen Sie die grauen Gedanken morgens im Bett liegen, springen Sie auf, gehen Sie spazieren und überdenken Sie Ihr weiteres Leben. Suchen Sie wieder die Freude, die Sie vor Ihrer Krankheit hatten, fühlen Sie Ihr altes „gesundes" Lebensgefühl, gönnen Sie sich etwas, das Sie sich bereits lange wünschen. Gehen Sie aus Ihrem tristen Alltag heraus und haben Sie Freude am Leben. Bald geht es aufwärts. Denken Sie bewusst positiv und verschwenden Sie keine Gedanken mehr an Krankheit. Atmen Sie tief ein und schreien Sie: „Das Leben ist herrlich!" Freuen Sie sich.

3. Sie sind zu alt, um sich noch zu ändern: Ausrede!

Für eine Lebensänderung ist es niemals zu spät. Sie sind es wert, ein schönes, gesundes Leben zu führen, unabhängig von Ihrem Alter. Egal, wie viele Jahrzehnte Sie auf dem Buckel haben, wenn Sie Ihrem Leben eine neue Richtung geben möchten, tun Sie es!

Als ich noch Studentin der Medizin war, faszinierten mich stets die Seniorenstudenten, die bereits zehn Minuten vor Vorlesungsbeginn in der ersten Reihe saßen und ihre Griffel bereithielten. In Wien machte vor einigen Jahren eine 90-jährige Frau ihren Abschluss in Medizin. Ihr Alter war für sie scheinbar kein Hindernis. Die meisten Hindernisse liegen in den eigenen Gedanken und (angelernten) Verhaltensweisen.

4. Sie sind vom „schwachen Geschlecht": Ausrede!

Suchen Sie sich Unterstützung bei „starken" Freundinnen. Helfen Sie sich gegenseitig, ein selbstbestimmtes Leben zu führen. Trauen Sie sich, aus dem alten Trott auszubrechen, und gönnen Sie sich Dinge, von denen Sie bisher nur geträumt haben. Seien Sie sich bewusst, dass es Ihr Leben, Ihre Träume und Ihre Gesundheit sind. Niemand ist Ihnen näher als Sie. Vergessen Sie den Vorwand, dass das Schicksal Sie als schwache Frau geboren hat und Sie bis an Ihr Lebensende damit hadern müssen. Sie müssen ja nicht gleich als männermordende Emanze auf einer Harley Davidson durch die Gegend brausen und grölend Bierkrüge stemmen. Emanzipation hin, Emanzipation her, die Stärke liegt in Ihrem Kopf und nicht in kraftvollen Worten. Sie müssen sich anderen Menschen gegenüber nicht beweisen, sondern nur sich selbst gegenüber. In jedem Menschen liegt Stärke. Trauen Sie sich mehr zu!

5. Was werden die Verwandten oder Nachbarn sagen: Ausrede!

Es geht Sie überhaupt nichts an, was andere von Ihnen denken oder meinen. Meistens wollen Ihre näheren

Mitmenschen genau das, was für sie selbst am besten oder bequemsten ist. „Ich habe es nur gut mit dir gemeint" oder „Ich wollte nur das Beste für dich", sind genau die Aussprüche, die Sie momentan nicht benötigen. Vor allem dann nicht, wenn sie auch noch von Tränen begleitet sind, die Ihnen ein schlechtes Gewissen bereiten sollen. Es klingt wirklich hart, aber die Tränen der anderen gehen Sie nichts an. Nicht Sie sind der Auslöser für den Tränen-fluss, sondern die falsche Denkweise der weinenden Person. Durch Tränen bekommt man meistens genau das, was man möchte, weil die andere Person dadurch leichter nachgibt. Überprüfen Sie genau, ob es sich nicht um „kleine Erpressungsversuche" handelt, damit Sie sich so richtig schlecht fühlen und wieder genau das tun, was der/die andere von Ihnen erwartet. Gutgemeinte Vorschläge sind meistens nette Lösungen für Ihre Mitmenschen und nicht für Sie. Denken Sie daran, dass Meinungen und (beleidigende, negative) Aussagen über Sie die Gedanken und Gefühle Ihrer Mitmenschen widerspiegeln. Sie haben nichts mit Ihnen zu tun.

Leider beschäftigt sich die heutige Gesellschaft viel mit Neid, Missgunst, Eifersucht, Unfrieden usw. Nicht alle Menschen, die Ihnen freundlich ins Gesicht lächeln, meinen es auch so. Lassen Sie sich nicht von anderen beeinflussen, verteidigen Sie Ihre Meinung. Sie können nichts für die negativen Gedanken Ihrer Zeitgenossen, und sie gehen Sie auch nichts an. Verschwenden Sie keine Gedanken mehr daran, dass „niemand in Ihrer Familie Sie versteht". Das muss Ihre Familie auch nicht. Sie sind ein

Individuum, niemand kann Ihre Gedanken lesen und fühlen wie Sie. Sie können selbst bestimmen. Lassen Sie die
kritischen Aussagen Ihrer Lieben an sich vorüberziehen
und gehen Sie selbstbestimmend und positiv in Ihr neues
Leben. Schließlich nimmt Ihnen auch niemand in Ihrer Familie Ihre Krankheit ab.

6. Niemand wird Ihnen beistehen: Ausrede!
Keiner wird Ihnen helfen: Ausrede!

Typischer Vorwand: Die anderen sind schuld, dass Sie
krank sind, etwas nicht erreichen konnten, den Job verloren haben oder unglücklich sind. Es ist fast unmöglich,
etwas zu erreichen, weil Sie niemanden finden, der Ihnen
zur Hand geht. Alle lassen Sie immer hängen.

Wenn Sie bewusst positiv denken, werden Ihre Helfer
erscheinen, der Job bereitstehen und die Gesundheit eintreten. Es liegt an Ihnen und Ihren Gedanken. Verlassen
Sie sich nicht auf andere, nur Sie sind der Kapitän Ihrer
Gedanken. Wenn Sie Hilfe wünschen, dann denken Sie,
dass diese bald und rechtzeitig zur Seite stehen wird. Sie
werden staunen. Dem Universum ist nichts unmöglich.
Hindernisse entstehen im Kopf, und zwar in Ihrem. Sobald
Sie Ihre Art zu denken ändern, wird sich auch Ihr Leben
ändern. Sie werden Gesundheit, Wohlstand, Reichtum,
gute Jobs, gute Partner… oder was immer Sie sich wünschen, anziehen. Denn „alles spielt sich in Ihrem Kopf" ab.

Die Hölle existiert

Die Hölle existiert, allerdings handelt es sich um keinen Ort oder Platz, an dem es sehr heiß ist und der Teufel den peitschenschwingenden Chef heraushängen lässt. Hölle erleben diejenigen, die Seelenqualen erleiden oder sich durch ihre negativen Gedanken in Angst und Schrecken versetzen.

Haben Sie sich schon einmal vorgestellt, welche Höllenqualen jemand erleidet, der an krankhafter Eifersucht leidet? Die (oft falsche) Vorstellung, vom Partner hintergangen zu werden, die selbstzerfressenden, krankmachenden Gedanken, die endlosen Diskussionen mit dem Partner, der sich schuldlos fühlt und dennoch verteidigen muss, kann eine Krankheiten auslösen. Wie im Fegefeuer leidet ein eifersüchtiger Mensch, der nägelbeißend auf den Partner wartet. Verspätet sich dieser ein wenig, wird er voller Wut und Hass angeschrien. Denken Sie nicht, dass dies die Hölle ist (für beide Partner)? Die Hölle spielt sich im Kopf jedes Einzelnen ab. Je nachdem, wie groß das Feuer ist, das wir legen, leiden wir. Niemand entfacht das Feuer in unserer Gedankenhölle, wir zünden es selbst an und legen täglich ein Schäuflein Kohle nach.

Patientenbeispiel:

Frau Lena, 35 Jahre alt, verheiratet, zwei Kinder, litt seit Jahren an der Vorstellung, plötzlich zu sterben. Hauptsächlich sorgte sie sich um ihre beiden minderjährigen

Kinder, die alleine zurückbleiben und ohne Mutter aufwachsen würden. Nachts raubte ihr der Gedanke an den bevorstehenden Tod den Schlaf. Auch tagsüber wurde sie des Öfteren von dieser Angst überfallen.

Nachdem sie einige Jahre in dieser Gedankenhölle gefangen war, klagte sie über plötzlich auftretendes Herzrasen. Kardiologische Untersuchungen ergaben keinen Anhalt für eine Erkrankung. In ihrer Familie gibt es keine Herzerkrankungen oder sonstige bösartigen Erkrankungen. Viele Jahre lang durchlebte Frau Lena ihre selbstgemachte Hölle, bis sie schlussendlich ein Vorhofflimmern entwickelte, das medikamentös behandelt werden musste. Mit den Worten: „Frau Doktor, ich habe Ihnen ja gesagt, dass ich herzkrank bin", nahm sie erleichtert ihre Medikation entgegen.

Patientenbespiel:

Frau Sabrina, 28 Jahre alt, kam wegen Schlafproblemen in meine Praxis. Vor einem Jahr gebar sie einen Jungen, der ständig krank ist und sehr unruhig schläft. Er weckt seine Mutter nachts bis zu 18-mal auf! Sie war völlig abgemagert, ihr Gesicht erschien eingefallen, faltig, grau, und ihre Lebenslust war verschwunden. Seit Jahren leidet Frau Sabrina an existentiellen Ängsten, Schuldgefühlen und Minderwertigkeitskomplexen, zu denen seit der Geburt des Kindes Eheprobleme hinzukamen, die zur Scheidung führten. Sie erzählte mir, dass sie vor allem nachts viel grüble und über ihre verfahrene Lebenssituation nachdenke. Ich kenne sie seit Jahren, und sie ist mir als pessimistischer, negativer, misstrauischer Mensch bekannt. Ihr Glas Wasser ist niemals halb voll, sondern immer halb leer. Sie beklagte sich über das ständige nächtliche Aufwachen und Schreien ihres Sohnes mit den Worten: „Ich bin wohl die einzige Mutter auf der Welt, deren Kind nie schlafen wird" und „Mein Kind ist ständig krank." Diese Worte ließen mich aufhorchen. Nach dem Gesetz der Anziehung (= so, wie man in den Wald hineinruft, kommt es wieder heraus), sagte Frau Sabrina, sie wollte, dass ihr Kind nie schlafen solle. Alle unsere Gedanken sind reine Energie, die nicht nur uns, sondern auch andere beeinflussen.

Kinder sind in den ersten Lebensjahren stark in die Aura der Mutter eingebettet und werden durch deren Gedanken und Emotionen beeinflusst. Auch nach der Geburt des Kindes üben die mütterlichen Gedanken einen starken Einfluss auf das Kind aus. Im obigen Beispiel wird das Kind durch die unruhigen, negativen Gedanken der Mutter so stark beeinflusst, dass es sich als Schlafstörungen und nächtliches Aufschrecken auswirkt. Als Folge leidet natürlich auch die Mutter unter einem gestörten Schlaf. Wer möchte schon 18-mal in der Nacht aufgeschreckt werden? Das ähnelt einer Foltermethode. Unbewusst verschlechtert Frau Sabrina ihre Situation auch noch, indem sie jedem, der es hören möchte, über ihre nächtlichen „Aktivitäten" erzählt und überdies täglich im Facebook postet: „Heute wieder schlecht geschlafen! Heute nur 10-mal nachts aufgestanden! Hilfe, mein Kind ist schon wieder krank!" Diese Hilfeschreie werden sogleich von ihren Freunden in

Facebook mit guten Tipps und „Gefällt mir" bekräftigt. Die Situation für Frau Sabrina verschlechtert sich durch das ewige Gedankenkreisen um ihre negativen Lebensumstände zunehmend.

Bewusstes Abwenden vom Negativen

Wichtige Regeln:
Positiv denken!
Positiv sprechen!
Positiv handeln!

Glauben Sie an das Positive. Durch positive Gedanken können Sie jede Situation umkehren. Verschwenden Sie keine weiteren Gedanken mehr an das Böse. Es muss existieren, denn da es das Gute (Gott, die Liebe) gibt, muss es auch das Böse geben. Es kann uns aber nur angreifen, wenn wir ihm Platz in unserem Leben einräumen. Zum Beispiel, wenn wir negativ denken, glauben, dass alle etwas gegen uns haben, unser Glas immer halb leer anstatt halb voll ist, andere immer hinter unserem Rücken tratschen und uns absichtlich wehtun möchten. Geben Sie dem Horror in Ihrem Kopf keine Chance mehr. Sie sind es, der bestimmt, welche Gedanken Sie zulassen und welche nicht. Beschließen Sie, dass jetzt genug ist. Leben Sie frei von Angst, denn Angst ist ein Zeichen von Mangel an Liebe. Denken, glauben und sprechen Sie nur mehr von guten Dingen. Um das Negative loszulassen, sollten Sie sich wie die drei weisen Affen verhalten:

„Nichts Negatives hören, nichts Negatives sehen, nichts Negatives sprechen!"

Nichts Negatives hören

Täglich werden wir durch schlechte Nachrichten beeinflusst. Im Radio und Fernsehen hören wir Horrorgeschichten von Krieg, Streitereien, Betrügereien. In den Zeitungen können wir alles noch mit schönen Bildern nachlesen. Auch wenn Sie nur die Titelzeilen lesen, wird ein Teil davon in Ihrem Unterbewusstsein gespeichert. Wenden Sie sich bewusst von negativen Schlagzeilen oder Berichten ab. Brechen Sie das Gespräch ab, wenn Ihnen jemand etwas Negatives erzählen möchte, oder lenken Sie die Konversation absichtlich zu etwas Positivem. Befassen Sie sich mit schönen Dingen und lassen Sie sich nicht von negativen Berichten beeinflussen.

Nichts Negatives sehen

Versuchen Sie, Ihre Welt positiv zu sehen. Erfreuen Sie sich bewusst an schönen Dingen, wie zum Beispiel liebevoller Dekoration, bunten Farben, gepflegten Gärten, heller Kleidung. Gestalten Sie die Umgebung, in der Sie leben und arbeiten, so, dass Sie sich wohlfühlen. Räumen Sie die alten Stapel von Zeitungen weg, dekorieren Sie die Wohnung um, kaufen Sie sich frische Pflanzen, die Sie mit Liebe betreuen können. Sehen Sie Ihre Welt mit einer „rosaroten Brille" und schauen Sie bewusst bei hässlichen Dingen weg. Man muss nicht alles sehen und aufnehmen (und sich ärgern oder kränken).

Nichts Negatives sprechen

Tratschen Sie nicht über andere, erfreuen Sie sich nicht am Unglück Ihrer Mitmenschen, lassen Sie sich nicht aus der Reserve locken und durch Streit provozieren. Wie Sie in den Wald hineinrufen, kommt es wieder in Ihr Leben zurück. Sprechen Sie positiv, wird Positives in Ihr Leben gezogen. Hören Sie bewusst, was Sie täglich sprechen und welches Ihre Lieblingsaussprüche sind. Es gibt Menschen, die 100-mal am Tag sagen: „Wie furchtbar, unfassbar, horrormäßig, du machst mich krank" usw. Wie lautet Ihre Lieblingsfloskel? Ist sie positiv gefasst? Hören Sie, was Sie sagen, es spiegelt Ihre Gedanken wider.

Jeder von uns hat seine Standardaussagen, die er gerne ins Gespräch einbringt. Ich selbst ertappe mich des Öfteren, in einem Gespräch zu sagen: „Das ist ja schrecklich!" Wiederholen Sie einmal diese Worte. Es ist wirklich schrecklich, wie negativ sie sind. Glücklicherweise habe ich nie gezählt, wie oft ich sie verwendet habe. Hören Sie einem Vortrag oder der Rede eines Politikers einmal genau zu. Versuchen Sie mitzuzählen, wie oft er seine Lieblingsfloskeln in den Vortrag einbaut. Alles, was wir von uns geben, spiegelt unser Inneres.

So, wie Sie Ihr Leben gestalten, wie Sie sprechen, denken und handeln, wird es sein. Denken und fühlen Sie von allen Dingen und Personen immer positiv, denn alles ist Geist. Nach dem Gesetz der Anziehung wird das in Ihr Leben treten, was Sie denken. Sprechen Sie auch von sich nur positiv. Kehren Sie dem Negativen in Ihrem Leben den Rücken zu und, vor allem, beschäftigen Sie sich nicht mit bösen Umständen, die in Ihrem Umfeld geschehen. Alles, was Sie denken und fühlen, fungiert wie ein Magnet. Fühlen Sie negativ, wird Schlechtes in Ihr Leben gezogen.

Die drei Affen sagen uns, wir sollen nicht negativ sprechen, hören und sehen. Wenn wir über Probleme sprechen, sind diese meistens negativ. Bereits die Aussage: „Ich habe ein Problem", fühlt sich schlecht an. Probleme existieren nur in Ihrem Kopf und in Ihren Gefühlen. Wenn Sie das Wort „Problem" aussprechen, fühlen oder denken, wird es durch die mächtige Anziehungskraft Ihrer Worte angezogen. Besser ist es, zu sagen: „Ich habe einen Fall zu lösen" oder „Folgende Situation, folgende Sachlage liegt vor." Es gibt keine Probleme, nur „Situationen". Achten Sie auf die Worte, die Sie täglich sprechen und denken, denn sie sind Energie und ziehen an, was Sie sagen, denken oder fühlen.

Viele Menschen formulieren die alltäglichen Dinge ihres Lebens negativ. Es fällt ihnen schwer, das Positive der Welt zu sehen, sie befinden sich in einem schwarzen Loch und leiden. Vielleicht kennen Sie auch Zeitgenossen, die fortwährend jammern und schlechte Stimmung verbreiten. Wenn es regnet, sind Sie deprimiert, und wenn die Sonne scheint, ist es ihnen zu heiß. Sie erzählen gerne über ihre Leiden und „erfreuen" sich an Missgeschicken oder Schicksalsschlägen anderer Menschen: Die Mutter des Nachbarn ist gestorben, die Frau hat ihn verlassen, der Kerl ist im Gefängnis, sie hat Krebs, er hatte einen Autounfall und liegt im Krankenhaus, seine Firma ist bankrott, er hat Schulden bis zum Hals, es ist schreckliches Wetter usw.

Menschen, die sich viel mit negativen Dingen beschäftigen, sind von negativer Energie umgeben. Mit deren Leben und Gesundheit wird es nicht zum Besten bestellt sein.

Glück oder Pech

Eine alte chinesische Geschichte erzählt von einem Bauern in einem armen Dorf. Er galt als reich, denn er besaß ein Pferd, mit dem er pflügte und Lasten beförderte. Eines Tages lief ihm sein Pferd davon. Seine Nachbarn meinten, wie schrecklich das sei, aber der Bauer meinte nur: „Vielleicht!"

Einige Tage später kehrte das Pferd zurück und brachte zwei Wildpferde mit. Die Nachbarn freuten sich alle über sein günstiges Geschick, aber der Bauer sagte nur: „Vielleicht!"

Am nächsten Tag versuchte der Sohn des Bauern, eines der Wildpferde zu reiten. Das Pferd warf ihn ab, und er brach sich beide Beine. Die Nachbarn übermittelten ihm alle ihr Mitgefühl für dieses Missgeschick, aber der Bauer sagte wieder: „Vielleicht!"

In der nächsten Woche kamen Rekrutierungsoffiziere ins Dorf, um die jungen Männer zur Armee zu holen. Ein Krieg mit dem Nachbarkönigsreich bahnte sich an. Den Sohn des Bauern konnten sie nicht einziehen, da er beide Beine gebrochen hatte. Als die Nachbarn ihm sagten, was für ein Glück er hätte, antwortete der Bauer: „Vielleicht!"

Verfasser unbekannt

Manche Situationen erscheinen uns, oberflächlich betrachtet, als nachteilig, können sich aber bald als etwas Gutes herausstellen. Und alles, was an der Oberfläche gut erscheint, kann in Wirklichkeit etwas Böses sein. Ihre Gedanken machen Sie zu dem, was Sie sind. Machen Sie aus jeder Schwäche eine Stärke. Denken Sie immer in die positive Richtung: Haben Sie Grippe, dann sinnieren Sie nicht darüber, dass Sie krank sind. Denken und fühlen Sie, dass die Erkältung und das Fieber eine Reinigung Ihres Körpers ist, und in Kürze werden Sie gesunden. Sie fühlen sich auch besser, wenn Sie sich Ihrer Krankheit positiv entgegenstellen, als wenn Sie Negatives denken. Ihr Leben fühlt sich positiv an, wenn Sie bewusst positiv denken. Ihnen steht alle Fülle zu. Denken Sie stets in Fülle: „Ich bin voller Gesundheit, habe einen guten Job, verdiene genug, wohne in einem schönen Haus mit netten Nachbarn, guter Luft und schönem Wetter, in der Nähe gibt es Restaurants mit leckerem Essen, meine Kinder gedeihen prächtig, und auch ich fühle mich herrlich, ich besuche spirituelle Kurse mit guten Lehrern und netten Teilnehmern."
Sie sind es wert, Gutes in Ihrem Leben zu haben. Danken Sie für alles Gute, das Ihnen zuteil wird, und seien Sie sich bewusst, dass Ihre positive Lebenseinstellung auch Ihre Mitmenschen beeinflusst. Je positiver Sie denken, desto mehr positive Menschen und Lebensumstände wer-

den Sie in Ihr Leben ziehen. Alles ist Energie, Ihre Gedanken sind Schwingung. Durch Ihre positive Energie werden auch Ihre Familie, Ihre Arbeitskollegen sowie Ihr gesamtes Umfeld beeinflusst. Denken Sie nicht egoistisch, und wünschen Sie auch Ihren Mitmenschen stets das Beste. Wenn Sie sich Gesundheit wünschen, denken Sie auch an Ihre Mitmenschen und wünschen ihnen Gesundheit. Dadurch heben Sie Ihren „Gesundheits-Energiepegel" und den Ihrer Mitmenschen an, und es fließt umso mehr positive Energie zu Ihnen zurück. Sie können auch Gesundheit an alle in Ihrem Bezirk, Ihrer Stadt, Ihrem Land, den Menschen in Europa oder der ganzen Welt senden. Freuen Sie sich darüber, dass diese Menschen durch Ihre mentale Kraft Gesundheit erhalten und Sie dadurch Gesundheit zurückerhalten.

Ein Tourist ging bei Sonnenuntergang am Strand spazieren und beobachtete in der Ferne einen Einheimischen, der sich fortwährend hinunterbeugte, etwas aufhob und ins Wasser warf. Wieder und wieder schleuderte er etwas hinaus in den Ozean. Als der Tourist sich näherte, sah er, dass der Mann Seesterne aufhob und einen nach dem anderen wieder ins Wasser zurückwarf. Auf die Frage, was er denn hier tue, antwortete der Einheimische: „Ich werfe die Seesterne zurück ins Meer. Es ist gerade Ebbe, und alle Seesterne sind ans Ufer gespült worden. Wenn ich sie nicht zurückwerfe, werden sie an Sauerstoffmangel sterben." Darauf antwortete der Tourist: „Aber an diesem Strand muss es doch Tausende von Seesternen geben, und wenn man an alle Stände dieser Welt denkt, wo das gerade passiert, sind das doch viel zu viele Seesterne. Sehen Sie nicht, dass Sie unmöglich etwas ändern können?" Der Einheimische lächelte, beugte sich hinunter, hob einen Seestern hoch, warf ihn ins Meer zurück und sagte: „Für diesen hier habe ich etwas geändert!"[3]

Denken Sie niemals, dass Gott an Ihrem Unglück, Ihren Lebensumstände oder Ihrer Krankheit schuld ist. Gott straft niemanden. Die Wahrheit Gottes ist perfekte Gesundheit, Glück, Wohlstand, Harmonie und Liebe. Durch Ihre Gedanken steuern Sie Ihr Leben. Sie sind der Grund für alles, was in Ihrem Leben geschieht. Alles Gute und auch Böse kommt von Ihren Gedanken, Worten und Taten. Sie sind der Bäcker Ihrer Lebensumstände. Wenn Sie täglich gute „Zutaten" verwenden, wird das Endprodukt gut sein. Wenn Sie sich vom Bösen leiten lassen, werden Unglück oder Krankheit in Ihr Leben treten. Das können Sie sofort ändern, wenn Sie Ihre Gedanken bewusst auf „Positiv" schalten. Passiert Ihnen etwas Negatives, können Sie davon ausgehen, dass Sie es selbst in Ihr Leben gezogen haben.

Versuchen Sie herauszufinden, welche Verhaltens- oder Denkweise Negatives anzieht, und ändern Sie Ihr Verhalten. Wenn Sie positiv denken, können Sie beobachten, wie Ihr Umfeld und Ihr Leben sich positiv verändern. Beobachten Sie die Ereignisse in Ihrem Leben aufmerksam und lernen Sie daraus. Geben Sie Ihre Erfahrungen an andere weiter, aber nur, wenn Sie es selbst erlebt haben und nicht, wenn Sie es nur gelesen, gehört haben oder ein „Meister" es erzählt hat.

Umgeben Sie sich nur mit positiven Dingen, die Sie lieben. Wenden Sie sich willentlich vom Negativen ab. Machen Sie alles mit Liebe und Freude, damit Ihre Umgebung Ihnen mit derselben Energie antwortet. Wenn Sie eine Sache verbittert angehen, werden Ihnen die Dinge misslingen.

Sagen Sie täglich „Danke, Vater" oder „Danke, Universum" für alles Gute in Ihrem Leben. Suchen Sie auch in schlechten Zeiten oder unheilvollen Lebensabschnitten etwas, wofür Sie danken können. Durch das Danken beginnen sich die Dinge positiv umzuwandeln, wodurch Ihr Leben reicher und leichter wird.

Manche Menschen bereisen die ganze Welt, und Ihre Erzählungen der fremden Länder sind farbenfroh, prachtvoll und abenteuerlich. Sie begeistern ihre Zuhörer durch die Beschreibungen der eindrucksvollen Landschaften, der bunt gekleideten Menschen, der Freundlichkeit der Einwohner und des scharfen, köstlichen Essens. Andere machen Reisen in dieselben Länder und erzählen von den schmutzigen Straßen, den chaotischen Verhältnissen, dem Wahnsinnsverkehr, den Bettlern auf der Straße und der Luftverschmutzung. Das Schöne in allen Dingen können Sie nur finden, wenn es in Ihren Gedanken und Vorstellungen ist. Sie sehen die Welt so, wie Ihre Gedanken sind. Was für den einen herrlichster Sonnenschein ist, bedeutet für den anderen schreckliche Hitze.

Einige Urlauber unternehmen eine fantastische Reise zu den Mayatempeln, erklimmen die vielen Stufen in praller Mittagshitze und fühlen sich oben angekommen wie neugeboren. Andere Reisende beginnen bereits beim Anblick der vielen Stufen und der gnadenlosen Sonne zu jammern, sparen nicht mit Kritik und empfinden alles als mühsam. Ihre Gedanken, Äußerungen und Handlungen bestimmen, wie Sie sich fühlen. Denken Sie an Ihre letzten Urlaubserzählungen und fühlen Sie nach, wie Sie damals empfunden haben. Sie können viel von sich lernen. Ihre Äußerungen spiegeln Ihr Inneres. Hören Sie, was Sie sagen, denn es reflektiert Ihre Gedanken. Es sagt viel über Sie aus. Durch Änderung Ihrer Lebenseinstellung und bewusstes positives Denken können Sie ein glückliches und gesundes Leben führen. Versuchen Sie, an jeder Situation das Positive zu finden, auch wenn es manchmal schwerfällt. Ihre positive Stimmung beeinflusst Ihren Körper, Ihre Organe und Ihre Gesundheit.

Wenn Sie gesund werden oder bleiben wollen, verschwenden Sie nie wieder einen Gedanken an Krankheit.

Das Leben ist nur dann kompliziert, wenn Sie selbst es als schwierig und unmöglich empfinden. Denken Sie jedoch positiv, können Sie alles erreichen. Sie werden Menschen anziehen, die Ihnen helfen, und Situationen, die Ihnen schwierig vorkamen, sind gar nicht so schwer zu meistern. Wenn Sie positiv denken, wird das Universum Ihnen zur Seite stehen und mithelfen. Danken Sie im Voraus dafür, dass es bereits eingetreten ist, und es wird Ihnen zufliegen. (Siehe dazu mein erstes Buch: „Eine Portion Gesundheit bitte!")

Vergessen Sie die anderen, Sie nehmen ab jetzt bewusst Ihr Leben in die Hand. Auf Sie selbst ist Verlass, denn Sie möchten Ihr Leben ändern und Ihren Kopf wieder aus der Schlinge ziehen. Wenn es mir früher schlecht ging, dachte ich stets: „Leute, ich übernehme den schwierigen Teil, und Ihr könnt inzwischen weiterlästern!" Umgeben Sie sich mit Menschen, die Ihnen positiv gesonnen sind, und vergeuden Sie Ihre Zeit nicht mit negativ gestimmten Zeitgenossen.

In der nachfolgenden Erzählung möchte ich darstellen, wie eigenwillig man denken kann und wie die Realität, die Denkweise und der Glaube anderer Kulturen sein können. Es handelt sich um eine der E-Mails, die ich damals, als ich erst kurz in Lima lebte, an meine Freunde in der Heimat schrieb. Diese Geschichte ist wahr und nicht von mir erfunden, auch wenn sie naiv oder befremdlich erscheint. Wir Europäer wurden durch eine andere Kultur geprägt und haben sehr unterschiedliche Glaubensweisen und Bräuche im Gegensatz zu den Südamerikanern. Ich bin dankbar, ein wenig in die Kultur und Riten der peruanischen Bevölkerung „hineinschnuppern" zu dürfen, wenn ich auch nicht immer alles verstehen oder nachvollziehen kann.

E-Mail an meine Freunde in Wien:
Der verwunschene Berg

Liebe Freunde,

heute möchte ich euch eine spannende Geschichte erzählen, die meiner Sekretärin widerfahren ist. Sie stammt aus Huanuco (Region in den peruanischen Anden, gleichnamige Hauptstadt Huanuco liegt auf 1.880 Meter Seehöhe) und lebt erst seit kurzem in Lima. Dadurch ist sie noch stark durch die Überzeugungen der Bergindianer Perus geprägt. Mythen werden von Generation zu Generation weitergegeben und von der indianischen Bergbevölkerung als real erlebt. Ernsthaft und glaubwürdig hat mir meine Sekretärin Rosario folgende Geschichte erzählt:

Eines Tages ritten Rosario und ihre Mutter auf einem Maulesel zu einem Nachbardorf. Auf ihrer Strecke mussten sie an einem verwunschenen Berg („Cerro encantado") vorbeireiten. Unglücklicherweise blieb Rosarios Maulesel in einem Erdloch stecken und warf sie ab. Dabei schlug sie sich den Kopf an und brach sich den Arm. Mühsam schleppten sich beide Frauen, dieses Mal zu Fuß, ins nächste Dorf, wo sie bei einem Onkel übernachteten. Da es in diesem Ort keinen Arzt gab, litt Rosario die ganze Zeit über an starken Schmerzen. Nachts erschien ihr der Geist des verwunschenen Berges (Apu) in ihren Träumen. Sie sah, wie der Berg sich teilte und ihr zurief: „Entra, entra" – „Tritt ein, tritt ein! Komm, du kannst mir nicht entkommen", sprach der Berg in den Träumen zu Rosario. Vorerst verschwieg sie ihrer Mutter die seltsamen Träume.

Nach zwei Tagesreisen erreichten die beiden Frauen eine medizinische Versorgungsstation, in der ihr Arm eingegipst wurde. Ein halbes Jahr lang träumte Rosario nachts vom verwunschenen Berg, der sie immer wieder zu sich rief. Sie konsultierte einige Ärzte, ließ ein Elektroenzephalogramm (Messung der Gehirnströme) sowie einige Röntgenaufnahmen über sich ergehen, allerdings konnte von medizinischer Seite nichts Außergewöhnliches festgestellt werden. Die nächtlichen Träume hielten an.

Eines Tages erfuhr Rosarios Großmutter von den seltsamen Träumen ihrer Enkelin. Sofort war ihr klar, dass der Berg Rosario verzaubert hatte. Es gab nur eine Lösung, um den Fluch wieder aufzulösen: Rosario musste zurück an den Unfallort und ein Heilungsritual mit einem Schamanen durchführen. Sehr wichtig dabei war, dass sie dieselbe Kleidung wie am Tag ihres Unfalls trug. Am Fuße des verwunschenen Berges angekommen, bat der Schamane sie, sich zu entkleiden und sich in ein tiefes Erdloch zu stellen. Danach bedeckte man Rosario wieder bis zum Kopf mit Erde, und der Schamane flößte ihr unter Gesängen, Rauchschwaden und rituellen Tänzen Kräutersäfte, Rum und Likör ein, die sie zum Erbrechen brachten.

Nachdem sie einen Tag lang eingegraben im Erdloch steckte, gestattete man ihr, dieses wieder zu verlassen. Danach vergrub der Heiler Rosarios Kleider am Fuße des Berges, wo sie bis heute vergraben sind. In der darauffolgenden Nacht träumte Rosario, dass sich der gespaltene Berg wieder schloss und dabei rief: „Geh jetzt, ich werde dich nicht mehr mitnehmen, geh ruhig!" Damit hatte der Spuk ein Ende. Meine Sekretärin versicherte mir, dass sie von diesem Tag an geheilt sei und der Berg sie nie wieder in ihren Träumen rief.

Sonnengrüße aus Lima sendet euch
Andrea

Manche Glaubensweisen sind für uns unverständlich, da wir einen anderen kulturellen Hintergrund haben. Die Mythen der Indianer gehören zum Urwissen der Ahnen und werden von der Bevölkerung als authentisch empfunden. So glaubt man beispielsweise hierorts, dass die starke Sonne einen Säugling töten kann. Deswegen muss das Kind bis über den Kopf mit einer Decke zugedeckt werden. Auch in Lima sehe ich täglich Menschen, die ihr Kind geschultert tragen und vollkommen mit der Decke verdecken.

Dass Berge einen Geist haben, der verhexen (aber auch beschützen) kann, ist in den Bergen Perus allgemein bekannt und wird von vielen Menschen geglaubt. Auch wenn die ursprünglichen Bergbewohner bereits viele Jahre in den Städten leben, glauben sie noch immer an ihre Mythen und sind schwer vom Gegenteil zu überzeugen. Es ist fast unmöglich, falsche Glaubensweisen aus den Köpfen der Menschen zu bringen. Somit sind sie leichte Opfer für Geister oder Zauberkräfte.

Anmerkung:
Angreifbar ist man nur, wenn man von etwas überzeugt ist. Oder glauben Sie, dass ein Berg Sie verhexen kann? Nein? Genau deswegen kann der Zauber bei Ihnen nicht wirken. Indem Sie den Zauber negieren, werden Sie nicht krank. Sie lehnen ihn ab. Genauso können Sie Krankheiten ablehnen. Sobald Sie die Erkrankung ablehnen oder nicht an sie glauben, können Sie nicht betroffen werden.

Meistens kann der peruanische Schuldmediziner einer verhexten Person nicht helfen. So wendet man sich an einen Schamanen, der durch rituelle Tänze, Kokarauchen, Beten, Weihrauch, Kräutertränke usw. den Zauber wieder aufhebt.

Der Glaube an Schamanismus (chaman, curandero), Kräutermedizinmänner (herboristero), Geburtshelferin (partera), Knocheneinrichter (huesero) ist in der peruanischen Bevölkerung stark verankert. Vor allem in den ländlichen Gebieten Perus bevorzugt die kranke Person es, einen Heiler anstatt einen Arzt zu konsultieren. Erstens ist der Schamane leichter aufzusuchen, da er meistens gemeinsam mit der Bevölkerung in der Gemeinde lebt, und zweitens glaubt man an das uralte Wissen der Heiler. So versucht auch die Ärztekammer in Peru, das jahrhundertealte Wissen in die Schulmedizin zu integrieren. In vielen Orten des Amazonasgebiets kann eine gebärende Frau im Krankenhaus entscheiden, ob sie zu einem „studierten" Arzt gehen oder sich von einer Geburtshelferin helfen las-

sen möchte. Einige Krankenhäuser geben den Schamanen offizielle Ausweise, um den Scharlatanen unter den
Heilern das Handwerk zu legen.

Energetische Körper der Erde

Nach dem Glauben der Indianer wohnt in jedem Element der Natur eine Seele. Diese gilt es mit Respekt und Ehrfurcht zu achten. In Peru bringt man Mutter Erde (Pachamama, Mutter Erde) sowie den Apus (Berggeistern) große Wertschätzung entgegen. Es existieren heilige Riten und Bräuche, die noch heute zelebriert werden. Hervorzuheben ist der Brauch, Pachamama vor jedem Anbau zu heiligen. Dazu wird von einem Schamanen ein Tuch als Opfertisch auf die Erde gelegt, das viele Opfergaben enthält. Sehr wichtig für den Opfertisch sind Kokablätter, denn sie dienen dem Schamanen zur Kommunikation mit Mutter Erde. Außerdem benötigt er Weihrauch, um die Erde zu beräuchern, Kokasamen (Quechua: Kuka muqlli), damit Pachamama während der Zeremonie genug Koka „zum Kauen" hat, den Fötus eines Vicuñas (Quechua: Wik´uñ aq sullun, eine Lamaart), die Schale einer Muschel (Quechua: ch´uru), die Mutter Erde als Trinkgefäß für ihr Chicha (gegorenes Maisgetränk) und den Wein dient, den Talg des Herzens eines Lamas (Quechua: Llama untu), das Pachamama als Nahrung dient, rote und weiße Maiskörner (Quechua: Mote, getrockneter Mais), Kichererbsen, (Quechua: Qañiwa), die den Hunger stillen, Zuckerl und Kekse, Reiskörner, Nudeln, Anis, Leinsamen sowie Schnüre aus Gold und Silber, damit Pachamama gut auf die weidenden Tiere aufpasst, und um zu verhindern, dass diese verlorengehen oder sich verirren.

Der Schamane ordnet die Opfergaben in einer bestimmten Anordnung auf einer Decke, während er respektvoll, liebevoll und geduldig mit Pachamama kommuniziert. Als Nächstes ordnet er mehrere Päckchen von jeweils drei Kokablättern (Quechua: Kuka K´intu), mit denen er in alle vier Himmelsrichtungen in Richtung der Berggötter beziehungsweise Berggeister (Apus) bläst (Quechua: phukurikuy – das Blasen in alle vier Himmelsrichtungen). Er beginnt beim Großvater der Berggötter (in Cusco ist es der Ausangate), danach folgen die Berggötter der Umgebung. Alle Apus werden per Namen in einer bestimmten Anordnung aufgerufen. Darauffolgend werden die Orte genannt, denen geopfert wird, zum Beispiel das Dorf, der Ort des Feldes, wobei für jeden Ort, der genannt wird, ein eigener Kuka K´intu (drei Kokablätter) gebunden wird. Mit Chicha und Wein wird der Durst von Mutter Erde gestillt. Nachfolgend räuchert der Schamane den Opfertisch mit den Gaben und den Kokablättern mit viel Weihrauch ein. Danach wird die Decke samt Gaben vom Schamanen zusammengerollt und verbrannt. Mit dem Rauch steigen die Hoffnungen und Wünsche der Menschen zu den erwähnten Orten. Am nächsten Tag wird die kalte Asche vergraben.

Das Kokablatt ist für peruanische Zeremonien unerlässlich, denn dadurch verbindet sich der Schamane mit den Geistern der Erde (Pachamama), den Bergen (Apus), der Luft (Wayra) und dem Wasser (Yakumama). Kokablätter werden gekaut und geben den arbeitenden Bauern auf dem Feld mehr Kraft, sie stillen Hunger, Durst und helfen gegen Müdigkeit. Dem Touristen werden sie in jedem Hotel bei Ankunft angeboten, da sie gegen Höhenkrankheit wirken. Das Kokablatt wird zusammen mit Kalk gekaut, wodurch das in den Blättern vorhandene Alkaloid Kokain in das Alkaloid Ecogonin umwandelt wird. Ecogonin ist ein Alkaloid, dem jedes Suchtpotenzial fehlt. Kokatee ist in Peru in jedem Supermarkt erhältlich, die Einfuhr nach Europa ist strengstens verboten, da die Teemischung Pflanzenteile des Kokastrauchs enthält und dem Betäubungsmittelgesetz unterliegt.

Erdchakren

Die Nachfahren der Inkas von Peru sind davon überzeugt, dass unsere Mutter Erde wie wir Menschen aus Körper, Geist und Seele besteht. Sie ist unser Zuhause und versorgt uns unermüdlich mit Nahrung. Wir leben in ihrem Körper und stehen mit ihr in Verbindung. Als Lebewesen besitzt auch der Planet Erde ein energetisches System.

Auf unserer Erde befinden sich zwölf Erdchakren (Chakren sind Energiezentren oder Lichträder) sowie Hunderte von Nebenchakren. Die Erdchakren strahlen eine hohe Energie aus und sind durch Kraftlinien verbunden, damit die Energie auf der Erde fließen kann. Diese Kraftlinien entsprechen den Energiemeridianen des Menschen, die man sich mittels Akupunktur und Akupressur zunutze macht.

Aus höheren Dimensionen wird Energie zu den Erdchakren geführt, aber die Erde gibt auch Energie von innen ab. Alles, was geschaffen wurde, besitzt ein solches Energiesystem, denn alles in der Schöpfung lebt. Unsere Mutter Erde ist ein Lebewesen mit großer Weisheit und großem Wissen. Eingeweihte, Priester und Schamanen wussten schon immer von dem Wesen und der Wirkung der Kraftorte. Man verehrte sie als Sitz von Gottheiten, baute an diesen Orten Tempel, Pyramiden und Kulturstätten zur Anbetung, Opferung oder Weihung.

Die Erdchakren bilden die Funktionen der Körperchakren nach (siehe Tabelle).

Die zwölf Erdchakren

1. Chakra: NEUSEELAND

Das erste Chakra in Neuseeland ist der Anker der Erde (Erdung), dort befinden sich die stärksten Erdenergien. Dieses Chakra halt die Erde in Balance.

2. Chakra: KANARISCHE INSELN

Auf den Kanarischen Inseln befindet sich das zweite Erdchakra. Es steht für die Vereinigung von Mann und Frau, aus der immer etwas Neues entsteht. Das sie umgebende Wasser symbolisiert Vereinigung und ständiges Loslassen.

3. Chakra: PERU (Cusco, Machu Picchu, Titicacasee)

Das dritte Erdchakra befindet sich in Peru. Cusco ist die Hauptstadt der gleichnamigen Provinz Cusco im Zentrum des peruanischen Andenhochlandes auf 3.416 Meter Höhe und bedeutet auf Quechua Qosqo, der Nabel der Welt. Dies ist ein wichtiger Punkt für die Erde. Hier werden alle negativen Emotionen, die momentan von den Menschen gefühlt und erlebt werden, ausgeglichen.

Peru ist ein Land, in dem das Urwissen um die Schöpfung gespeichert ist. Vor allem die Gebiete um den Titicacasee und Machu Picchu offenbaren diese Schwingung und das alte Wissen um die Schöpferkraft von Menschen und Erde. Von den Hochgebirgsebenen des Titicacasees und von Machu Picchu strömt weibliche Energie auf die Erde. Sicherlich ist es kein Zufall, dass die „heilige Inkastadt" Machu Picchu an einem so kraftvollen Ort gebaut wurde.

Antón Ponce de León Paiva beschreibt in einem seiner autobiografischen Bücher die Begegnung mit ihm und einem alten Inka in Sacsayhuamán (Inkaruinen in der Nähe von Cusco), bei der ihm dieser ein Geheimwissen unterbreitete. Der Inka eröffnete ihm, dass sich vor Tausenden von Jahren in der Nähe der Inkaruinen „hübsche Menschen, die mit metallischen Vögeln kamen", niederließen. Diese ähnelten den Menschen, waren aber weiter entwickelt (möglicherweise vom Urkontinent Lemuria). Sie verbreiteten ihr großes Wissen unter den Erdenmenschen, lebten mit ihnen und vermehrten sich. Nach Jahrhunderten kehrten sie mit ihren „metallischen Vögeln" zurück. So erklärt sich unser Ursprung. Der Mensch stammt nicht von der Erde ab, er ist ein kosmisches Wesen. Wir sind nur auf der Durchreise auf dieser Erde, unser richtiges Heim liegt hinter den Sternen.

Weiter erzählte der Inka, dass nach Jahren andere kosmische „Brüder" kamen, die sich auf dem Titicacasee niederließen. (Der Titicacasee, auch genannt Lago Sagrado, Heiliger See, liegt auf 3.810 Meter Höhe über dem Meeresspiegel und befindet sich auf der Hochebene der Anden. Der westliche Teil des Sees gehört zu Peru, der östliche zu Bolivien.)[4]

4. Chakra: BALI

Das vierte Chakra ist die Kraft des Herzens, der Mittelpunkt der Chakren und der Erde. Es symbolisiert die Vision der Liebe.

5. Chakra: SANTA FE (New Mexico, USA)

In Santa Fe befindet sich das Chakra der Kommunikation, der Klarheit und der Wahrheit. Hier wendet sich der Mensch an Gott. Kommunikation drückt sich durch Sprache aus, aber auch durch Atem. Wir atmen mit jedem Atemzug Göttlichkeit ein und kommunizieren dadurch mit Gott. Durch bewusstes Atmen erfolgt ein Austausch mit Gott.

6. Chakra: HAWAII

Das ist das Chakra der Intuition und somit auch der Liebe, der Freude und des Vertrauens.

7. Chakra: BAHAMAS

Das siebte Chakra befindet sich auf den Bahamas. Es fungiert als Tor, das den Zugang zu anderen Dimensionen sowie ins Innere der Erde ermöglicht. Es gab schon immer Berichte über das Verschwinden von zahlreichen Schiffen oder Flugzeugen im Bermudadreieck. Im Gebiet um die Bahamas und Florida wurden und werden eine Vielzahl nicht identifizierter Flugobjekte gesichtet. Dort hat man UFOs und USOs (Unidentified Submarine Objects), unbekannte unterseeische Objekte, gesichtet. Es gibt Vermutungen, dass auf dem Meeresgrund Basen von außerirdischen Intelligenzen liegen.

8. Chakra: BRASILIEN

Das achte Chakra symbolisiert Dankbarkeit, Transformation von Urängsten und Mut.

9. Chakra: SCHWEIZ

Das neunte Chakra liegt in der Schweiz und ist das Chakra der Einheit. Es gleicht die unterschiedlichsten Energien aus und unterstützt den Frieden auf Erden.

10. Chakra: THAILAND

Dieses Erdchakra symbolisiert die bedingungslose Liebe und die Auflösung der Angst. Es bedeutet, die Liebe anzunehmen und bedingungslose Liebe zuzulassen.

11. Chakra: NEPAL

Das Thema dieses Chakras ist die Auflösung von Angst auf allen Ebenen. Nepal ist ein wichtiges Kraftfeld für die Erde, denn es verbreitet sehr viel Liebes- und Friedensenergie über die ganze Welt.

12. Chakra: INDIEN

Das Chakra, in dem sich alles vereint, ist das Christusbewusstsein. Es steht für Stille, Liebe und Unendlichkeit, die höchste Energie, die wir auf der Erde leben können. Es scheint nicht verwunderlich, dass viele große Meister in Indien inkarnieren. Das Bewusstsein dieses Chakras ist die unendliche Liebe, die gleichbedeutend ist mit der Freiheit von Angst, Manipulation und Enge.[5]

✩✩✩

Körperchakren

Auch der menschliche Körper hat zwölf Chakren, wobei die sieben Hauptchakren innerhalb des Körpers verlaufen und die Chakren acht bis zwölf außerhalb. Chakren steuern die Vitalenergie für unser körperliches und spirituelles Wohlbefinden. Sie funktionieren mittels Frequenzbänder. Durch verschiedene Faktoren kann es zu einer Änderung oder Beeinträchtigung dieser Bänder kommen, wodurch sie „misstönen". Als mögliche Faktoren zählen: Probleme während der Kindheit, Krankheiten oder Traumen, Missbrauch, falsche Wahrnehmung der Seele, religiöse oder kulturelle Negativität, Vorurteile oder andere Probleme.

Sind unsere Chakren unbelastet, funktionieren sie reibungslos und versorgen unser Körpersystem mit Energie aus den Ebenen, mit denen sie verbunden sind. Bei Blockaden der Chakren treten gesundheitliche Probleme auf. „Verstopfte" Chakren hemmen den Energiefluss auf den Energiemeridianen oder unterbrechen den reibungslosen Fluss. Diese Blockaden schaffen wir uns selbst, meistens durch traumatische Erlebnisse, die mit heftigen Emotionen verbunden sind.

Durch falsche Gedanken und Gefühle, die wir selbst erzeugen, „verstopfen" wir unsere Chakren, und es können Krankheiten entstehen. Da alle Chakren miteinander verbunden sind, kann es zu Blockaden in allen Chakren kommen. Die gesundheitlichen Probleme verschwinden erst, wenn die Blockaden aufgelöst werden.

Jesus Christus sagte:

„Es geschehe nach eurem Glauben."

Das heißt, es geschieht, was wir glauben, und alles, was wir denken, manifestiert sich. Sobald Sie sagen: „Ich bin krank" oder „Ich habe Schmerzen", halten Sie Ihre Krankheit fest, und sie bleibt in Ihrem Leben. Da Sie davon überzeugt sind (Glaube), dass Sie krank sind, manifestiert sich Ihre Krankheit (es geschieht, was Sie glauben). Sobald Sie Ihr Unterbewusstsein austricksen und von Ihrer Gesundheit überzeugt sind (auch wenn Sie momentan noch krank sind), werden Sie schnell gesund werden beziehungsweise es bleiben.

Unser Leben spiegelt uns eine Illusion. In Wahrheit sind wir keine menschlichen Körper mit Leiden und Schmerzen, sondern göttliche, kosmische Wesen, die aus Licht bestehen. Unsere falschen Glaubenssätze („Ich bin krank, ich muss leiden, ich bin nichts wert",...) werden während unseres Lebens durch ständiges Wiederholen (Gedanken oder Äußerungen) immer wieder bestätigt. So setzen sich neue Blockaden in unseren Chakren fest. Durch falsche Denkweisen erschaffen wir uns Schmerzen und Krankheiten.

Beispiel:
Menschen, die unter einem Bandscheibenvorfall leiden, sind meistens (geistig) überlastet, unsicher und laden sich zu viel auf die Schultern. Sie übernehmen sich mental durch

falsche Verarbeitung des Drucks, der auf ihnen lastet. Als Resultat gibt das „schwache" Kreuz nach, und die Bandscheibe springt aus ihrem Sitz, was sehr schmerzhaft ist. Man könnte auch sagen: „Sie können ihr Kreuz nicht mehr tragen." Der Beginn der instabilen Bandscheibe ist aber eine falsche Denkweise und Verarbeitung der Probleme und Belastungen, denen dieser Mensch ausgesetzt ist.

Jetzt werden Sie sagen, dass eine verrutschte Bandscheibe nicht wieder von alleine an ihren Platz zurückgleiten kann. Das gelingt, wenn der Mensch bereit ist, fest an seine Gesundheit zu glauben. Sicherlich ist es auch hilfreich, zu überdenken, wo das mentale Problem liegt, damit die Bandscheibe in Zukunft an ihrem Ort bleibt. Alles, was Sie für sich glauben können, tritt ein. Sie können es aber auch auf die „harte Tour" haben und sich unzähligen Operationen, Massagen und Spritzenkuren unterziehen. So lange Sie nicht das falsche Denkkonzept lösen (im Fall von Bandscheibenprolapsen, die richtige Verarbeitung des Drucks, der auf die Nerven drückt), werden Sie Ihr Leben lang von Ihren Bandscheiben gefoltert. Sie müssen im Kopf die Schraube umdrehen (den Druck besser verarbeiten), dann zieht sich auch die Bandscheibe wieder zurück.

Auch süchtig machende Substanzen oder gefährlicher Lebenswandel wirken sich auf unsere Chakren aus. Jedes Chakra steht in bestimmter Relation zu den Substanzen oder Nahrungsmitteln.[6]

Sucht Nummer eins ist das Essen. Adipositas (Fettleibigkeit, Fettsucht) ist definiert als eine über das Normalmaß hinausgehende Vermehrung des Körperfetts. Übergewicht gilt in Deutschland fast als Normalzustand. Bereits fünfzehn Prozent der Kinder bringen zu viel Gewicht auf die Waage. Mit dem Alter nimmt der Anteil der Übergewichtigen dramatisch zu. Beim Eintritt ins Rentenalter sind heute sieben von zehn Frauen und Männern zu dick. Während sich ein Teil der Bevölkerung gesundheitsbewusst ernährt, kümmert sich der andere Teil nicht darum und langt kräftig zu. Fazit ist, dass die Dicken immer dicker werden.

Weltweit hat sich seit 1980 die Fettsucht mehr als verdoppelt. Im Jahre 2008 waren mehr als 1,4 Milliarden Erwachsene, älter als zwanzig Jahre, übergewichtig. Davon waren 200 Millionen Männer und nahezu 300 Millionen Frauen adipös. 65 Prozent der Weltbevölkerung lebt in Ländern, in denen Übergewicht, Fettleibigkeit und deren Folgen mehr Menschen töten als Untergewicht. Mehr als 40 Millionen Kinder unter fünf Jahren waren im Jahre 2010 übergewichtig. Gerade bei jungen Menschen ist es der falsche Lebensstil, der sie immer dicker werden lässt. Kinder essen zu ungesund und zu fett, verbringen sehr viel Zeit unbeweglich vor Computer und Fernseher. Dadurch wird bereits in jungen Jahren der Grundstock für ein ungesundes, adipöses Leben gelegt, denn aus dicken Kindern werden dicke Erwachsene.

Dickleibigkeit kann gravierende Folgen für die Gesundheit haben.[7] Stark Übergewichtige entwickeln nicht nur mit höherer Wahrscheinlichkeit Krankheiten wie Diabetes, Herz-Kreislauferkrankungen und Krebs, sie sterben auch im Schnitt acht bis zehn Jahre früher als normalgewichtige Personen.

Auch im Berufsleben sind dicke Menschen benachteiligt. Umfragen zeigen, dass Arbeitgeber dicke Bewerber seltener einstellen, da sie diese Mitarbeiter für weniger produktiv halten und Fehlzeiten fürchten. In Amerika sind fast 40 Prozent der stark übergewichtigen weißen Frauen arbeitslos, bei ihren normalgewichtigen Geschlechtsgenossinnen sind weniger als ein Drittel ohne Job. Fettleibige verdienen im Schnitt ein Fünftel weniger als Normalgewichtige[8]

In der unten angeführten Tabelle finden Sie den Prozentanteil übergewichtiger Männer und Frauen.

	Deutschland	Österreich	Kanada	USA
Männer	20,5 %	23 %	27,6 %	35,5 %
Frauen	21,1 %	18,5 %	23,5 %	35,8 %

Quelle www.who.int

Körperchakren und Gesundheitsprobleme

1. Chakra: Wurzelchakra

Leiden Sie mehrmals im Jahr an Hexenschuss, Bandscheibenvorfall oder Ischiasschmerzen, tun Ihnen alle Knochen weh, vor allem im Bereich des Steißbeins, machen Ihnen Verstopfung oder Durchfall zu schaffen? Dann ist Ihr Wurzelchakra blockiert. Dieses befindet sich am untersten Ende der Wirbelsäule im Dammbereich. Seine Energie wirkt sich vom Beckenboden auf den gesamten Beckenbereich, insbesondere den Dickdarm, aus. Es steht auch in Verbindung mit dem Knochenbau, Beinen und Füßen. Ein starkes Wurzelchakra zeigt sich durch stabile Knochen, Zähne und Nägel. Über das Wurzelchakra ist der Mensch mit der Erde verbunden und steht mit beiden Füßen auf dem Boden.

Ursachen:
- Haben Sie Angst, alleine auf der Welt zu sein, und fürchten, niemanden um Hilfe bitten zu können?
- Haben Sie Angst, Ihre Ziele nicht erreichen oder Ihre Familie nicht ernähren zu können?
- Fehlt es Ihnen an Durchsetzungsvermögen?
- Verlieren Sie leicht den Boden unter den Füßen, oder fühlen Sie sich schlecht geerdet?
- Leiden Sie unter dem Gefühl, nirgendwo richtig zu Hause zu sein?

Dann sollten Sie Ihr Wurzelchakra durch regelmäßige Bewegung, Sport und Spaziergänge, bei denen Sie sich bewusst mit jedem Schritt auf die Erde konzentrieren, stärken. Aktivieren Sie am besten abends Ihre Fußchakren durch eine kräftige Fußmassage. Dadurch werden die Fußreflexzonen aktiviert und indirekt auch das Wurzelchakra.

Abhängigkeit:
Substanzen/Verhaltensweisen (Lebenswandel), die in Verbindung mit dem Wurzelchakra stehen:

- Milch,
- Fett,
- Fleisch,
- harte Drogen,
- Alkohol,
- viel Arbeit,
- exzessives Sexualleben,
- häufiges Erleiden von Unfällen, Schnittwunden,
- sadistisches oder masochistisches Verhalten,
- Geldausgaben, Schulden.

2. Chakra: Sakralchakra

Sind Menstruationsbeschwerden, rezidivierende Eierstock- und Eileiterentzündungen, Nieren-, Blasen- oder Harnwegsinfekte Ihr ständiger Begleiter, oder versuchen Sie seit Jahren, ein Kind zu bekommen? Sind Prostataerkrankungen, Potenzstörungen oder Impotenz ein Thema für Sie, dann ist Ihr Sakralchakra geschwächt. Auch Pilzerkrankungen im Bereich der Geschlechtsorgane, Rückenschmerzen im Bereich der Lendenwirbelsäule und Hüftschmerzen zeigen Ihre Schwäche in diesem Chakra.

Der Sitz des Sakralchakras befindet sich einige Fingerbreit unterhalb des Nabels. Dieses Chakra wird oft als Geschlechtszentrum oder Sexualchakra bezeichnet, da es vor allem die Funktion der Keimdrüsen und Geschlechtsorgane steuert. Die Energie des Sakralchakras durchstrahlt den gesamten Beckenraum, beeinflusst alle Beckenorgane, vor allem Nieren, Blase und Gebärmutter. Unter seinem Einfluss stehen auch Potenz, Zeugungskraft, Fruchtbarkeit, Orgasmus- und Fortpflanzungsfähigkeit.

Ursachen:
- Mangelt es Ihnen möglicherweise an Lebensfreude?
- Gehen Sie sehr streng mit sich um, werden Leistung und Disziplin bei Ihnen großgeschrieben?
- Haben Sie Angst vor Armut, oder fürchten Sie, nie genug zu bekommen?
- Neigen Sie zur Eifersucht, oder entwickeln Sie häufig Schuldgefühle?

- Haben Sie das Gefühl, sexuell nicht anziehend zu sein?
- Auch Furcht vor Schwangerschaft und Geburt kann eine Schwächung des Sakralchakras herbeiführen (siehe auch Kinderwunsch).

Zur Aktivierung des Chakras sollten Sie viel Flüssigkeit zu sich nehmen. Trinken Sie täglich zwei bis drei Liter Mineralwasser, Säfte oder Kräutertees. Nehmen Sie Kontakt mit dem Element Wasser auf: Gehen Sie schwimmen, genießen Sie ein Vollbad, gehen Sie in der Nähe eines Sees oder des Meeres spazieren.

Abhängigkeit:
Substanzen/Verhaltensweisen (Lebenswandel), die in Verbindung mit dem Sakralchakra stehen:

- Weizen,
- Gluten,
- Kohlenhydrate mit vielen Kalorien,
- Alkohol (aus Getreide hergestellt, zum Beispiel Kornbrand, Whisky),
- Schokolade,
- starke Emotionen, wie zum Beispiel Sentimentalität (Rührung, Melancholie).

☆☆

3. Chakra: Solarplexus oder Nabelchakra

Es befindet sich in der Magengrube (Solarplexus) und wirkt sich vor allem auf die Verdauungsorgane aus. Es beeinflusst Magen, Leber, Gallenblase, Milz, Dünndarm und die gesamte Bauchhöhle. Im seelischen Bereich hängt das Nabelchakra mit den Gefühlen zusammen. So ist bekannt, dass emotionale Probleme oft zu Magenbeschwerden, „nervösem Magen", Verdauungs- oder Gewichtsproblemen wie Übergewicht oder Magersucht führen. Beim Abnehmen oder bei der Bekämpfung von Magersucht sollte der Solarplexus harmonisiert werden.

Leiden Sie an Magenbeschwerden, Magengeschwüren, oder ist Sodbrennen ein leidiges Thema für Sie? Sind Ihre Schwachstellen Galle, Leber oder Milz, oder sind Sie an Diabetes erkrankt? Macht Ihnen Ihr Übergewicht zu schaffen, oder ist Ihr Thema Magersucht?

Im Bereich des Solarplexus liegen viele Angst- und Wutmuster, die durch Mangel der persönlichen Macht ausgelöst werden, zum Beispiel die Unfähigkeit, sich selbst beziehungsweise anderen zu trauen oder mangelndes Selbstwertgefühl. Diese Wut- beziehungsweise Angstmuster werden konditioniert (angelernt), und man verhält sich entsprechend der Konditionierung. Kann die Wut nicht auf angemessene Art und Weise entladen werden, beginnt der Teufelskreis von Selbsthass, Verlust des Selbstrespekts und Schuldgefühlen.

Ein typisches Muster ist, die Wut an hilflosen Opfern auszulassen. Wer sich für sein Verhalten schämt oder es hasst, wird mit Sicherheit gesundheitliche Probleme haben.

Regen Sie Ihren Solarplexus an, wenn

- es Ihnen schwerfällt, Ihre Gefühle frei auszudrücken,
- Sie sich gegenüber anderen nicht durchsetzen und/ oder schlecht mit Kritik umgehen können,
- Sie unter Versagensängsten leiden,
- es Ihnen schwerfällt, Verantwortung für sich selbst zu übernehmen (Verantwortung für die eigenen Finanzen, Gedanken, Einstellungen, Handlungen).
- Auch Eifersucht, Aggression, Ängste, Albträume oder Schlafstörungen zeigen auf ein unharmonisches Nabelchakra hin.

Wichtig für Sie ist Wärme. Halten Sie sich warm, vor allem während der kalten Jahreszeit. Setzen Sie sich in die Nähe eines Kamins, wärmen Sie sich mit einer Wärmflasche oder machen Sie einmal ein Lagerfeuer. Es ist hilfreich, immer wieder Kerzen anzuzünden. Tanken Sie öfters Sonne und laden Sie sich bewusst mit der Kraft der Sonne auf.

Abhängigkeit:
Substanzen/Verhaltensweisen (Lebenswandel), die in Verbindung mit dem Solarplexus stehen:

- kohlenhydratreiche Getränke,
- Alkohol (hergestellt aus Mais),
- Bier,
- koffeinhaltige Getränke (Kaffee, Tee, Cola, Mate, Guaraná, Energy Drinks, Kakao),
- Maiszucker,
- Marihuana,
- exzessives Arbeiten,
- Perfektionismus.

4. Chakra: Herzchakra

Das Herzchakra befindet sich in der Mitte der Brust und wirkt auf den gesamten Brustkorb. Es beeinflusst vor allem die Organe des Brustraums. Wenn Angina Pectoris (Herzenge), Schmerzen und Engegefühl in der Brust, Herzrhythmusstörungen, Herzrasen, Herzklopfen, Lungenerkrankungen, Lungenentzündung, Atembeschwerden, Kurzatmigkeit, Asthma oder Bronchitis Ihnen Sorgen bereiten, ist Ihr Herzchakra betroffen. Auch Durchblutungsstörungen, hoher sowie niedriger Blutdruck, erhöhtes Cholesterin, Rückenschmerzen im Bereich der Brustwirbelsäule, Schulterschmerzen, rheumatische Probleme im Bereich der Arme und Hände, Allergiebereitschaft, häufige Erkältungen sowie Hauterkrankungen zeigen auf eine Schwäche des Herzchakras hin.

In vielen Kulturen symbolisiert das Herz die Kraft der

Liebe. Menschen mit einem starken Herzchakra fällt es leicht, ihr spirituelles Herz zu öffnen. Über den Tastsinn reguliert es die Bereitschaft, andere Menschen zu berühren oder sich berühren zu lassen. Schwierigkeiten bei körperlicher Nähe können sich durch Hautprobleme ausdrücken. Ein gestörtes Herzchakra kann sich durch eine Schwäche des Immunsystems ausdrücken, dazu gehören Allergien, Infekte sowie Krebserkrankungen. Eine Blockade im Bereich des Herzchakras entsteht durch Sorgen, Ängste und Probleme sowie den daraus resultierenden Verhaltensmustern. Das Herzchakra steht für alle Arten der Liebe und alles, was mit Liebe zu tun hat.

Regen Sie Ihr Herzchakra an, wenn

- Sie Angst haben, nicht geliebt zu werden oder denken, dass Sie es nicht wert sind, geliebt zu werden,
- Sie sich einsam und isoliert fühlen,
- Sie Angst vor Gefühlen haben, diese nicht zeigen oder erwidern können,
- Sie zwischenmenschliche Probleme haben und sich zum Beispiel mit Ihrem Partner oder Ihren Freunden zunehmend schlechter verstehen,
- Sie unter Schuldgefühlen leiden, weil Sie anstelle von Liebe nur Feindseligkeit, Kritik und Ärger äußern und damit den Erwartungen der eigenen Rolle nicht entsprechen,
- Sie verbittert sind, weil Sie meinen, nicht vergeben zu können oder Vergebung strikt ablehnen,

- Sie verzweifelt sind oder Kummer haben und Ihr „Herz bricht",
- Sie mit Ihrem Partner zusammen sind, ohne dass Ihr Herz dabei ist.

Um Ihr Herzchakra zu stärken, sollten Sie die Schönheit der Natur genießen. Unternehmen Sie lange Spaziergänge in Wäldern, auf Wiesen oder Feldern und lassen Sie bewusst das Grün der Natur auf sich wirken. Gehen Sie liebevoll mit sich um und genießen Sie das Leben. Gönnen Sie sich täglich etwas und verwöhnen Sie sich. Haben Sie ein offenes Ohr (Herz) für andere und helfen Sie ihnen selbstlos. Wichtig für Sie ist es, Mitgefühl gegenüber Ihren Mitmenschen und Tieren zu entwickeln.

Abhängigkeit:
Substanzen/Verhaltensweisen (Lebenswandel), die in Verbindung mit dem Herzchakra stehen:

- Wein,
- Zucker,
- Süßigkeiten,
- Zuckerersatz wie Saccharin und Aspartam,
- Zigaretten,
- Ecstasy (synthetische Droge),
- ausgeprägtes Liebesbedürfnis (wie die Notwendigkeit, immer verliebt zu sein),
- überstarke Bindungen an eine Person (Personen, die man nicht „gehen lassen" kann).

5. Chakra: Halschakra

Bei häufig auftretenden Mandelentzündungen, Hals-schmerzen, Heiserkeit, Sprachstörungen wie zum Beispiel Stottern, Schmerzen im Bereich der Halswirbelsäule, Na-cken- und Schulterschmerzen sowie Steifheit in diesen Be-reichen, Zahnschmerzen, Zahnfleischentzündungen, Aph-ten (entzündliche, schmerzhafte Schädigung der Schleim-haut im Bereich des Zahnfleisches, der Gaumenmandeln, Mundhöhle oder Zunge), Schilddrüsenüber- oder -unter-funktion, Drogenabhängigkeit, Abhängigkeit von Alkohol, Zigaretten, Essen, Süßigkeiten (Mangel an Willenskraft) sollten Sie eine Harmonisierung Ihres Halschakras durch-führen.

Dieses Chakra liegt im Bereich des Kehlkopfs und wirkt auf den Hals-, Kehlkopf-, Kieferbereich sowie die Luft- und Speiseröhre. Es gilt als Zentrum der Sprache und Kom-munikation, wodurch es Einfluss auf Atmung und Stimme hat. Auch die Schilddrüse und Nebenschilddrüse stehen unter dem Einfluss dieses Chakras. Das Halschakra gilt als Brücke zwischen der Intelligenz des Herzens und der des Geistes. Ist es frei von Blockaden, können Herz und Verstand harmonisch zusammenwirken.

Ursachen:
- Fällt es Ihnen schwer, sich frei auszudrücken, und fin-den Sie des Öfteren nicht die richtigen Worte, um Ih-ren Gefühlen oder Gedanken Ausdruck zu verleihen?

- Sind Sie unfähig, Trauer, Schmerz oder Kummer auszudrücken?
- Fühlen Sie sich in der Gegenwart anderer unsicher und gehemmt, und haben Sie Angst, sich auszudrücken?
- Sagen Sie öfters Dinge, die Ihnen anschließend leidtun?
- Neigen Sie dazu, andere Menschen zu manipulieren?
- Fällt es Ihnen schwer, „Ich liebe dich", „Verzeih mir" oder „Ich vergebe dir" zu sagen?

Wenn eines dieser oben genannten Beispiele auf Sie zutrifft, vibriert Ihr Halschakra unharmonisch.

Aktivierung Ihres Halschakras:
Haben Sie stets den Mut, Ihre Meinung zu sagen. Bleiben Sie dabei freundlich und bei der Wahrheit. Beschäftigen Sie sich mit dem Thema Kommunikation. Nehmen Sie an einem Rhetorik-, Stimm- oder Sprachkurs teil.

Abhängigkeit:
Substanzen/Verhaltensweisen (Lebenswandel), die in Verbindung mit dem Halschakra stehen:

- Exzessives Essen,
- extremes Rauchen,
- übermäßiges Kauen von Tabak,
- übertriebenes, neurotisches Lesen,
- ausschweifendes, überschwängliches Sprechen (Logorrhoe, „krankhafte Geschwätzigkeit").

6. Chakra: Stirnchakra, Drittes Auge

Dieses Chakra befindet sich in der Mitte der Stirn zwischen den Augenbrauen und spielt eine große Rolle auf seelischer und geistiger Ebene. Das Dritte Auge steht in Verbindung mit dem Gehirn, außerdem reguliert es Sehsinn, Gehörsinn und Geruchssinn, Gedächtnis und Konzentrationsvermögen. Menschen mit einem harmonischen Stirnchakra hören und sehen optimal bis ins hohe Alter.

Gesundheitsprobleme bei Blockaden des Dritten Auges sind Kopfschmerzen, Migräne, Gehirnerkrankungen, Gehirntumore, Gehirnblutung, Augenleiden, Sehschwäche, Blindheit, Hörschwäche, Taubheit, Mittelohrentzündungen, Nebenhöhlenentzündungen, Schnupfen, neurologische Störungen, Wirbelsäulenprobleme (gesamte Wirbelsäule), Geisteserkrankungen, Schizophrenie, Konzentrations- und Lernschwäche. Viele Ängste und negative Verhaltensmuster hängen mit der Energie des Stirnchakras zusammen.

Regen Sie Ihr Stirnchakra an,

- wenn Sie das Gefühl haben, dass Ihr Leben sinnlos und grau ist,
- wenn Sie regelmäßig an Ängsten oder Stimmungstiefs leiden,
- bei starrem Verhalten durch festgefahrene, negative Verhaltensmuster, die keine positive Veränderungen zulassen,

- wenn Sie Ihren Weg nicht finden, Ihnen die Orientierung fehlt und Sie Ihre Bestimmung nicht erkennen können,
- bei Angst, nicht intelligent genug zu sein,
- bei Eifersucht und Neid auf die kreativen Fähigkeiten anderer,
- wenn Sie mehr Licht in Ihr Leben bringen wollen und/oder höhere Erkenntnisse anstreben.

Aktivierung des Stirnchakras:

Lesen Sie Bücher von großen Denkern oder Philosophen, zum Beispiel Laotse, Seneca, Buddha, heilige Schriften aus östlichen oder westlichen Kulturen. Legen Sie sich ein Traumtagebuch zu, das Sie neben Ihrem Bett aufbewahren. Schreiben Sie kurz nach dem Aufwachen Ihre Träume auf. Überlegen Sie, was sie bedeuten könnten. Durch die Beschäftigung mit Ihren Träumen werden Ihnen diese deutlicher und klarer. Beachten Sie die Botschaften Ihrer Träume. Gehen Sie nachts spazieren und genießen Sie den klaren Sternenhimmel. Lassen Sie sich ein auf die Kraft und die Stille der Nacht.

Abhängigkeit:

Substanzen/Verhaltensweisen (Lebenswandel), die in Verbindung mit dem Stirnchakra stehen:

- Schokolade,
- alle Substanzen und Verhaltensweisen, die das Gemüt verändern, wie zwanghafte Verhaltensweisen, (stän-

diges Händewaschen, Putzwahn, Zwangsstörungen),
* übermäßige Härte und Ernst,
* sich übertrieben „Sorgen machen",
* Selbstverachtung (abwertendes Selbstbildnis).

7. Chakra: Kronenchakra, Scheitelchakra

Dieses Chakra liegt am höchsten Punkt Ihres Kopfes, am Scheitel. Als geistiges und spirituelles Energiezentrum wirkt es in Ihre Aura hinein, aber es beeinflusst auch Ihren Körper. Es wirkt harmonisch und schützend auf Ihren gesamten Körper, indem es auf alle Ihre Zellen und lebenserhaltenden Systeme einwirkt. Ist dieses Chakra stark blockiert, treten geistige, seelische und schwere chronische Erkrankungen auf.

Eine Harmonisierung des Kronenchakras sollte durchgeführt werden, wenn Sie unter chronischen Erkrankungen, Kopfschmerzen, einer Schwächung des Immunsystems, Krebserkrankung, Multiple Sklerose, Nervenleiden, Lähmungserscheinungen, Vergesslichkeit, Verwirrungszuständen, Geisteserkrankung, Schlafstörungen jeglicher Art oder Depression leiden. Probleme, die mit diesem Chakra zusammenhängen, betreffen immer das gesamte Leben des Menschen. Ihre Aufgabe ist es, das Leben anzunehmen, den Sinn des Lebens zu erkennen und Ihre Lebensaufgabe zu erfüllen.

Regen Sie Ihr Kronenchakra an,

- wenn Sie zu Depressionen neigen und es Ihnen an Lebensfreude mangelt,
- wenn Sie das Gefühl haben, ein Leben in völliger Bedeutungslosigkeit zu führen,
- wenn Sie sich sehr erschöpft fühlen, obwohl Sie genügend schlafen,
- wenn Sie denken, dass es kein Leben nach dem Tod gibt und Sie deswegen keine Verbindung zum Spirituellen finden,
- wenn Sie Angst haben, sich zu verändern,
- wenn Sie sich weigern, innerlich zu wachsen und sich weiterzuentwickeln,
- wenn Sie an einer lebensbedrohlichen oder chronischen Erkrankung leiden oder Ihre Immunabwehr stark geschwächt ist,
- wenn Sie das Geheimnis und die Kraft der Stille ergründen wollen.

Ihr Kronenchakra können Sie aktivieren, indem Sie Bergwanderungen unternehmen und sich für die Energie der Berge und Gipfel öffnen. Meditieren Sie und lassen Sie Ihre Gedanken und Gefühle zur Ruhe kommen. Lassen Sie während der Meditation die heilende Kraft der Stille auf sich wirken.

Abhängigkeit:
Substanzen/Verhaltensweisen (Lebenswandel), die in Verbindung mit dem Kronenchakra stehen:

- Berg- und Talfahrt der Gefühle, himmelhochjauchzend oder zu Tode betrübt, (bipolare Störungen),
- religiöser Fanatismus: übermäßiges Beten oder Meditieren, um vor der Realität zu flüchten,
- Depression,
- Beklemmung (Angst in Form von einengenden, beklemmenden Gefühlen).

Die Chakren acht bis zwölf liegen außerhalb des Körpers, oberhalb des Kopfes, unter den Beinen und um den Körper herum.[9]

8. Chakra: genau über dem Kopf
Sitz des Karmas; mittels dieses Chakras kann Verbindung mit allen Plänen, Dimensionen und Zeitperioden aufgenommen werden, inklusive alternativer Realitäten und Parallelwelten.

9. Chakra: cirka 45 cm über dem Kopf
Hier befindet sich der „Sitz der Seele" sowie die „spirituelle Genetik", die die körperliche Realität erzeugt (physische Gene des Körpers).

10. Chakra: 45 cm unterhalb der Füße
Mittels dieses Chakras kommt es zu einer Veranke-

rung mit der Erde, und die Erdenergie wird ins Innere des Körpers transportiert. Es ist verantwortlich für die Verbindung mit der Natur.

11. Chakra: befindet sich um Hände und Füße

Durch dieses Chakra ist es dem Menschen möglich, die äußeren Energien zu kontrollieren und positiv zu transformieren.

12. Chakra:

Dieses Energiezentrum umschließt das elfte Chakra (Hände und Füße) sowie den gesamten Körper.

Über Ihr Leiden finden Sie einen Anhaltspunkt Ihrer seelischen Probleme. Um die Krankheit an ihrer „Wurzel" zu packen, müssen Sie an Ihrem seelischen Problemhintergrund arbeiten, sonst tritt Ihr Leiden immer wieder auf. Ihr seelisches Leiden ist ein Hilferuf Ihrer Seele und soll Ihnen zeigen, woran Sie noch zu arbeiten haben. Sobald Sie Ihr seelisches Problem auflösen, treten Ihre körperlichen Symptome in den Hintergrund. Um Ihre Chakren schnell und einfach zu reinigen und zu harmonisieren, empfehle ich Ihnen die Chakrenatmung.

Chakrenatmung

Die Chakrenatmung dient zur Reinigung von Körper, Geist und Seele.

Zur schnellen Auffindung der Chakren:

1. Chakra (Wurzelchakra): Vom Steißbein ausgehend, zwischen Anus und Genitalien; dieses Chakra öffnet sich nach unten.

2. Chakra (Sexualchakra): Einige Fingerbreit unterhalb des Nabels und oberhalb des Kreuzbeins, Öffnung nach vorne und hinten.

3. Chakra (Solarplexus): Oberhalb des Nabels, unter den Rippenbögen, Öffnung nach vorne und hinten.

4. Chakra (Herzchakra): In der Mitte der Brust, zwischen beiden Brüsten, Öffnung nach vorne und hinten.

5. Chakra (Halschakra): In Kehlkopfhöhe, bei den Stimmbändern, Öffnung nach vorne und hinten.

6. Chakra (Stirnchakra):
In der Mitte der Stirn, kurz über der Nasenwurzel, zwischen den Augenbrauen, Öffnung nach vorne und hinten.

7. Chakra (Kronenchakra): In der Mitte des Kopfes; dieses Chakra öffnet sich nach oben.

Stellen Sie sich um sich herum einen Lichtkegel vor. Wenn Ihnen das am Anfang nicht gelingt, zeichnen Sie mit Ihren Armen einen Kegel von den Füßen zum Kopf. Der Lichtkegel dient dazu, frei werdende, negative Energien nach oben abzuführen; andernfalls bleiben diese in Ihrem Energiesystem hängen.

Atmen Sie einige Male bewusst tief aus und ein. Danach konzentrieren Sie sich auf Ihr Herzchakra und lassen dieses sich mehrere Male öffnen und schließen. Falls Sie noch nie Ihr Herzchakra gefühlt haben, machen Sie zuerst folgende Übung:

Alle Chakren haben die Eigenschaft, sich bei hohen Schwingungen zu öffnen und bei niedrigen zu schließen. Nur mit dem Herzchakra können Sie das auch fühlen. Konzentrieren Sie sich auf Ihr Herzchakra und denken Sie: „Ich liebe dich." Sie werden fühlen, wie sich das Chakra ausdehnt und Sie sich wohlfühlen. Nun probieren Sie eine niedrige Schwingung aus, indem Sie denken: „Ich hasse dich, ich bin voller Neid." Sie werden fühlen, wie sich Ihr Herzchakra zusammenzieht. Gehen Sie dann wieder in eine hohe Schwingung und konzentrieren Sie sich auf das Öffnen und Schließen des Herzchakras (Pulsieren). Denken Sie nicht mit Ihrem Verstand, das behindert Sie nur. Danach verfahren Sie genauso mit den anderen Chakren weiter.

Lassen Sie Ihr Halschakra sich öffnen und schließen.
Lassen Sie Ihren Solarplexus sich öffnen und schließen.
Lassen Sie Ihr Stirnschakra sich öffnen und schließen.

Lassen Sie Ihr Sexualchakra sich öffnen und schließen.
Lassen Sie Ihr Kronenchakra sich öffnen und schließen.
Lassen Sie Ihr Wurzelchakra sich öffnen und schließen.

Danach lassen Sie das Herzchakra gemeinsam mit den Chakren pulsieren:
Lassen Sie Ihr Herzchakra gemeinsam mit dem Halschakra pulsieren. Danach nehmen Sie den Solarplexus dazu. Als Nächstes lassen Sie das Stirnchakra sich öffnen und schließen, dann das Sexualchakra. Nun beziehen Sie das Kronenchakra mit ein und letztendlich das Wurzelchakra.
Jetzt öffnen und schließen sich alle Chakren gemeinsam. Das ist eine wunderbare Reinigung der Chakren, bei denen schwere und dunkle Energien von den Chakren aus der Aura gesaugt und zum Herzchakra geführt werden. Dieses leitet die negativen Energien über die Beine und Füße hinaus, wo sie transformiert werden. Möglicherweise spüren Sie an einigen Körperstellen einen leichten Schmerz oder Druck, der aber nach kurzer Zeit wieder verschwindet.

Anwendung der Chakrenatmung:
Sie können nur ein einziges Chakra atmen, zum Beispiel bei Kinderwunsch das Sexualchakra, oder alle Chakren gemeinsam pulsieren oder das Herzchakra für alle Chakren atmen lassen.

Gegenüberstellung Erdchakren / Körperchakren

	Erdchakren	Körperchakren
1. Chakra	Neuseeland	Wurzelchakra
Themen	Erdung	Sicherheit und Überleben, mit beiden Beinen auf dem Boden stehen
2. Chakra	Kanarische Inseln	Sakralchakra
Themen	Vereinigung von Mann und Frau	Gefühle und Kreativität, sexuelle Energien (sind für die gesamte Gesundheit und Vitalität von Bedeutung)
3. Chakra	Peru, Cusco, Machu, Picchu, Titicacasee	Solarplexus
Themen	Nabel der Welt, Urwissen der Schöpfung, Ausgleich der negativen Emotionen der Menschen	Denken und Struktur, Sitz von vielen Angst- und Wutmustern
4. Chakra	Bali	Herzchakra
Themen	Mittelpunkt der Erde und der Chakren, Liebe	Liebe und Kreativität des Herzens, Liebe in allen Forman
5. Chakra	Santa Fe	Halschakra
Themen	Kommunikation und Wahrheit, Austausch mit dem Göttlichen	Kommunikation und Orientierung, Entwicklung der Willenskraft

6. Chakra	Hawaii	Stirnchakra, Drittes Auge
Themen	Intuition, Freude, Vertrauen	Intelligenz, Weisheit, höheres Wissen
7. Chakra	Bahamas	Kronenchakra
Themen	Zugang zu anderen Dimensionen sowie ins Innere der Erde	Spiritualität, geistiges und spirituelles Energiezentrum
8. Chakra	Brasilien	Genau über dem Kopf
Themen	Transformation von Urängsten und Mut	Karmische und universale Verbindung
9. Chakra	Schweiz	45 cm über dem Kopf
Themen	Bewusstsein der Einheit und Weltfrieden	Programm und Pläne der Seele
10. Chakra	Thailand	45 cm unter den Füßen
Themen	Bedingungslose Liebe und Auflösung der Angst	Verankerung mit der Erde und der Natur
11. Chakra	Nepal	Um die Hände und Füße
Themen	Liebe, Friedensenergie, Licht für die gesamte Erde	Transformation der körperlichen und übernatürlichen Kräfte
12. Chakra	Indien	Um Hände, Füße und den gesamten Körper
Themen	Christusbewusstsein, Stille, Liebe, Unendlichkeit	Externe Grenzen des Menschen

Energiemodell der Inkas in Peru

Auch die Inkas in Peru kannten ein eigenes Chakrensystem, das sich aus neun Chakren zusammensetzt. Die ersten sieben Chakren entsprechen dem hinduistischen System, das achte Chakra befindet sich wie eine kreisende Sonne einige Zentimeter über dem Kopf. Es wird „Quelle der Heiligkeit" genannt und ist unsere Verbindung zum „Großen Geist" (Gott). Hier befindet sich der Ort, an dem Gott in unserem Inneren wohnt. Dieses Chakra weitet sich aus wie ein leuchtender Ballon. Das neunte Chakra ist die Quelle des achten Chakras. Durch dieses Chakra verbinden wir uns mit der gesamten Schöpfung. Es handelt sich um die Verbindung des Schöpfers mit jedem von uns. Die unteren fünf Chakren werden durch die Erde gespeist, die oberen vier durch die Sonne.

In Peru werden die Chakren „pozos des luz" oder „puquios" (Lichtbrunnen) genannt. Die Inkas sowie deren Nachfahren, die dieses Wissen bis heute weitergeben, glauben, dass von den puquios Lichtfäden ausgehen (huascas), die sich mit der natürlichen Welt verbinden (Menschen, Tieren, Pflanzen, Bäumen, Berge und der Erde). Jeder Mensch ist von einem leuchtenden Energiefeld umgeben, das unseren Körper in Form eines Kranzes umrundet. Dieses Energiefeld besteht aus vier Schichten: Kausalschicht, psychische Schicht (Seele), geistig-emotionale Schicht (Geist), physische Schicht. In diesem leuchtenden Energiefeld sind unsere persönlichen und vererbten Erinnerungen oder Traumen gespeichert. Außerdem kennen die Inkas fünf energetische Kraftbänder, die in unserem leuchtenden Energiefeld „installiert" sind. Sie stärken unsere Energiezentren und stehen für die Elemente Erde, Luft, Feuer, Wasser und reines Licht. Sie fungieren als Filter und helfen uns im Alltag, unser Energiefeld klar zu halten, auch wenn schädliche Energie zu uns strömt. Durch die Energiefelder kann ein direkter Kontakt mit dem Element hergestellt werden.[10]

Vom positiven und negativen Denken

Vor kurzem fiel mir ein schönes Buch von Dr. Masaru Emoto in die Hände.[11] Er ist ein Wissenschaftler, der sich seit 1990 mit dem Thema Wasser beschäftigt. Eines Tages hatte er die Idee, auf kleine Wasserflaschen, die mit normalem Leitungswasser gefüllt waren, verschieden Worte zu schreiben. Diese Worte waren sowohl positiv als auch negativ. Er ließ die Worte einige Stunden auf das Wasser wirken und fror dieses danach ein. Unter einem Mikroskop konnte er die Wasserkristalle betrachten und fotografieren. Als Ergebnis fand er heraus, dass positive Worte in verschiedenen Sprachen, wie zum Beispiel Danke, Liebe, Freundschaft, Glaube, Freude, Vertrauen, Gesundheit, „sehr gut", „ich bin zufrieden", „wie lustig", „sorge dich nicht" usw. wunderschöne Kristallbilder ergaben. Im Gegensatz dazu brachten negative Worte wie Stress, Dummkopf, Trottel, Krebs, Krankheit, „ich bringe ihn um, „ich kann nicht", „es ist unmöglich", „ich bin müde", usw. hässliche Kristallbilder hervor. Ebenso erhält man schöne Kristallfotos, wenn Wasser mit harmonischen Klängen beschallt wird, zum Beispiel mit klassischer Musik. Auch schmutzige Seen, die zuvor missgebildete Wasserkristalle hervorbrachten, konnten durch Gebete oder Gesänge umgepolt werden.

So hat Dr. Emoto in den letzten Jahren über 10.000 Fotos von Wasserkristallen archiviert. Er kam zu der Erkenntnis, dass der Zustand des Wassers nicht fix, sondern beeinflussbar ist. Die Struktur des Wassers reagiert auf Schwingung, Musik, Gedankenkraft und Worte.

Unser Körper besteht zu mehr als 70 Prozent aus Wasser. Wenn man nun bedenkt, dass sich durch geschriebene Worte auf Wasserflaschen das Wasser positiv oder negativ verändert, welche Auswirkungen müssen dann unsere positiv oder negativ gesprochenen oder gedachten Worte auf unseren Körper haben? Deswegen ist es wichtig, uns unserer Aussagen bewusst zu sein, um Positives in unser Leben zu ziehen.

Wasserflaschen, auf denen Gesundheit, Kraft, Stärke, Energie oder Qi (Lebensenergie) stand, lieferten sehr harmonische, schöne Wasserkristallbilder. Gesundheit ist der Normalzustand des Menschen. Wiederholen Sie das Wort Gesundheit für sich selbst, damit reinigen und verschönern Sie Ihren Körper. Wenn auf den Flaschen „wie wunderschön" stand, ergab sich ebenfalls ein prachtvolles Wasserbild. Wenn Sie das nächste Mal in den Spiegel sehen, sagen Sie zu sich: „Wie wunderschön du heute wieder bist!" Sie werden sehen, Sie fühlen sich danach herrlich. Das Wasser Ihres Körpers gewinnt durch Liebkosungen an Schönheit. Legen Sie sich einen Handspiegel neben den Schreibtisch, und jedes Mal, wenn Sie daran denken (zum Beispiel jetzt gleich!), sagen Sie etwas Nettes zu Ihrem Spiegelbild. Betrachten Sie sich nicht kritisch und suchen Sie nicht nach Fehlern, die Sie korrigieren möchten. Erheitern Sie sich durch nette Worte und lächeln Sie (jetzt!). Warten Sie nicht darauf, Schmeicheleien oder liebevolle Worte von anderen Menschen zu bekommen.

Viele Frauen beklagen sich, dass ihr Mann so gut wie nie nette Worte für sie findet und niemals ohne Grund mit einem Blumenstrauß vor der Tür steht. Außerdem macht er sich wohl auch nie Gedanken über Geschenke, denn die „Lade 13" ist bereits prall gefüllt mit unnützem, teurem Zeug, das sie zu Weihnachten oder zum Geburtstag erhalten haben. Wenn es Ihnen auch so ergeht, warum sagen Sie Ihrem Liebsten nicht einfach, was Sie gerne hätten? Wenn Geschenke anstehen, schreibe ich meinem Mann genau auf, wo es mein Lieblingsparfum zu kaufen gibt, welche Menge ich gerne hätte und auch den Preis (er soll ja nicht in der teuersten Parfumerie einkaufen). So bin ich stets mit meinem Geschenk zufrieden und freue mich über seinen „vortrefflichen Geschmack". Erwarten Sie bitte auch nicht, dass Ihr Partner auf die Idee kommt, in Ihrem Parfumlager nach Ideen zu suchen oder dass er weiß, welche Modefarbe momentan in ist. Das ist doch „Weiberkram"! Sie sind doch ein großes Mädchen und brauchen keine Überraschungen mehr. Wenn Sie Ihre Wünsche äußern, bekommen Sie das Geschenk, das Sie sich wirklich wünschen, und Ihre „Lade 13" hat auch wieder Platz. So ersparen Sie sich Ärger, Enttäuschungen und ein trübes Gemüt am Festtag.

Für die Herren der Schöpfung: ausprobieren! Fragen Sie Ihre Liebste genau nach ihren Wünschen, und falls sie meint, es solle doch eine Überraschung werden, bestehen Sie auf einem kleinen Wink von ihr. So ist Ihnen ein Treffer sicher.

Warten Sie nicht Ihr gesamtes Leben darauf, dass Sie Liebe, Anerkennung oder nette Worte von anderen Menschen erhalten. Mit dieser einfachen Übung vor dem Spiegel können Sie sich selbst den Tag verschönern und sich positiv stimmen. Eine positive Grundstimmung an jedem Tag – nicht nur an Feiertagen oder am Wochenende – ist für unsere Gesundheit unerlässlich.

Wenn mein Tag mal getrübt ist, gehe ich einkaufen. Mich persönlich ziehen in den Kleiderabteilungen der Kaufhäuser die übergroßen Spiegel magisch an. Dann stelle ich mich im Geschäft vor einen großen Spiegel und sage zu mir: „Gut siehst du heute aus, ich liebe dich!" Dann lächle ich mir zu und freue mich. Und mit einem Grinsen auf den Lippen ziehe ich durch die Kleidungsständer und lächle den verzweifelten Frauen zu, die Kleidergröße L tragen und versuchen, sich in XS zu zwängen. Habe ich übrigens auch schon einmal versucht. Leider erwies sich das Ausziehen des viel zu engen Kleidungsstücks in der noch engeren Umkleidekabine als äußerst schwierig, und ich wurde durch penetrantes Klopfen an der Tür ordentlich ins Schwitzen gebracht. Vor dem Verlassen der Schwitzkabine lächelte ich rasch in den großen Spiegel und sagte zu mir: „Gut siehst du aus. Ich liebe dich!" Mit erhobenem Kopf und einem strahlenden Lächeln öffnete ich die Kabinentür und grinste der nächsten Frau zu. So konnte sie nicht mehr böse sein. Probieren Sie es aus, einem netten Lächeln kann auch die grantigste Zwiderwurzn (= unwirscher, grantiger, mürrischer, unfreundlicher Mensch) nicht widerstehen.

Sehen Sie, so einfach ist es, sich mit positiven, liebevollen Worten gut zu fühlen. Denken Sie bewusst an nette

Worte, sprechen Sie diese für sich oder andere aus, und Ihr Leben wird liebevoller und harmonischer sein. Sie werden Glück und Wohlbefinden anziehen.

Die Entstehung von Leid

Leid entsteht zuerst auf sehr subtilen Ebenen, um sich auf immer grobstofflicheren fortzusetzen.

Wonnekörper:

Leid kann sich in diesem subtilen Körper manifestieren, wenn wir uns von der spirituellen Quelle getrennt fühlen oder vom Glauben abwenden. Dieser energetische Körper entzieht sich jeglicher Kontrolle des Geistes und kann durch Meditation, im Tiefschlaf und während einer Tiefenentspannung berührt werden.

Weisheitskörper:

Die Welt wird nicht durch eine klare, sondern durch eine gefärbte Brille gesehen (gut oder schlecht). Ist die Sicht getrübt, können wir die uns innewohnende Weisheit nicht mehr erkennen.

Psycho-emotionaler Körper:

Diese werden durch psychisches Leid oder seelische Qualen verursacht. Ein Schock oder ein traumatisches Erlebnis können unser Leben auf den Kopf stellen. Emotionen und Glaubenssätze sind ein Spiegel unseres Inneren. Schmerz und Krankheit sind die Botschaft.

Energiekörper:

Oben beschriebenes Leid oder Angst können Qi (Lebensenergie) blockieren.

Physischer Körper:

Kann das Qi nicht fließen oder ist blockiert, manifestieren sich Symptome in Form von Unbehagen, Schmerzen oder Krankheit. Die Chinesen sagen: „Wo kein Qi fließt, dort entsteht Schmerz."[12]

Viele Krankheiten entstehen durch falsche mentale Muster.

Die westliche Schulmedizin betrachtet Gefühle selten als Krankheitsauslöser. Bereits vor 2000 Jahren hat man sich in China mit Emotionen und ihren schädlichen Auswirkungen auf den Körper beschäftigt. In der Traditionellen Chinesischen Medizin (TCM) werden sieben Emotionen beschrieben:

• Freude,
• Ärger,
• Besorgnis,
• Grübeln,
• Trauer,
• Angst,
• Schrecken.

Laut TCM werden falsche Emotionen, wenn sie den Körper dominieren, als innere pathogene Krankheitsfaktoren angesehen. Unter normalen Umständen können Emotionen keine Disharmonien auslösen, es sei denn, man kann nicht richtig damit umgehen. Wir haben verlernt, unsere Gefühle richtig auszuleben. Bereits in unserer

Kindheit lehrt man uns, es sei besser, Gefühle zu unter-drücken. Kommen Ihnen die Worte: „Ist schon wieder gut, es tut gar nicht mehr weh!" oder „Du hast keinen Grund, wütend zu sein!" bekannt vor? Vielleicht wurde uns mit den Worten: „Es gehört sich jetzt nicht, zornig zu sein!" verbo-ten, unsere Wut auszudrücken. So versuchen wir ständig, keine Gefühle zu zeigen, um den Erwartungen von Gesell-schaft, Familie oder Bekannten zu entsprechen. Heult ein Kind laut auf, wenn es hinfällt, wird es mit den Worten: „Ein Indianer kennt keinen Schmerz!" besänftigt.

Was geschieht mit unseren Emotionen? Nehmen wir als Beispiel die Emotion Zorn: Wut, Aufregung, Rage, Groll im Übermaß über längere Zeit können sich negativ auf die Leber auswirken. Wir müssen wieder lernen, Emotionen bewusst wahrzunehmen und versuchen, sie auszudrü-cken, damit wieder Harmonie in unseren Körper einkehrt.

Wenn wir uns ärgern, wird das meistens durch ein äu-ßeres Ereignis hervorgerufen. Das ärgerliche Gefühl staut sich in uns auf wie Wasser, das daran gehindert wird, zu fließen. Sobald ein bestimmter Pegel des Wasserstands erreicht ist, bricht die Wut aus und schwappt über. Unter-drückter Ärger, der zu Krankheiten führt, ist in unserer Ge-sellschaft ein häufiges Symptom.

Arten von Ärger:

• Wir ärgern uns über jemanden: „Dem werde ich es heimzahlen!"

- Wir werfen jemanden etwas vor: „Du mit deinem ewigen Selbstmitleid!"
- Wir klagen an: „Sieh, was du angerichtet hast!"
- Wir schreien jemanden an: „Dein Verhalten ärgert mich!"
- Wir sind empört: „Das kann man nicht mehr mit ansehen!"
- Wir sagen mit Verachtung: „Ach, der schon wieder!"
- Wir resignieren: „Die Politiker können sich alles leisten!"
- Ärger verbunden mit Selbstgerechtigkeit: „Mit diesem Versager streite ich mich doch nicht!"
- Ärger gegen uns selbst gerichtet: „Dass ich nicht den Mund halten konnte!"
- Ärger, wenn man Haltung bewahren muss (zum Beispiel weil es zur Familientradition gehört): „Mein Stolz verbietet es mir, mich zu ärgern!"
- Ärger, der gegen einen Gegenstand gerichtet ist: „Dieser Sessel steht immer im Weg!"
- Ärger gegen einen Sachverhalt: „Jetzt ruft diese Frau heute bereits zum dritten Mal an!"
- Ärger gegen ein Ereignis: „Warum hat unsere Mannschaft schon wieder nicht gewonnen?"
- Äußerung des Ärgers durch herablassende Schmeicheleien: „Sie können stolz darauf sein, dass Sie die Prüfung mit Ach und Krach geschafft haben!"
- Oder mit Komplimenten: „Heute liegen Ihre Haare wieder besonders interessant!"

Im „Gelben Kaiser"*, dem Grundlagenbuch der TCM, fragt Huangdi (der Gelbe Kaiser) seinen Berater Qi Bo zum Thema Emotionen: Huangdi, der Gelber Kaiser, (um 2600 vor Chr.) sagte: „Ich habe gehört, dass die Weisen, die in alten Zeiten Krankheiten behandelten, nichts anderes tun mussten, als mittels verschiedenster Methoden den emotionalen und spirituellen Zustand eines Menschen zu beeinflussen, um den Energiefluss wieder in die rechte Bahn zu lenken. Sie setzten dabei eine „Zhuyu" genannte Technik ein, die Gebete, Zeremonien und schamanische Praktiken umfasste. Heute jedoch verabreichen die Ärzte Kräuter, um den inneren Aspekt zu behandeln, und akupunktieren, um den äußeren Aspekt zu beeinflussen. Und doch bleibt die Behandlung manchmal wirkungslos. Warum ist das so?"

Qi Bo (bedeutet Großer Weiser, bezeichnet einen mythischen Arzt der chinesischen Frühzeit): „In alten Zeiten führten die Menschen ein einfaches Leben. Sie gingen auf die Jagd, fischten und hielten sich den ganzen Tag in der Natur auf. Wurde es kühler, steigerten sie ihre Aktivität, um die Kälte abzuwehren. Im Sommer zogen sie sich an schattige Plätze zurück, um der Hitze zu entfliehen. Innerlich ließen sie sich durch ihre Emotionen nicht aus der Ruhe bringen, und sie verspürten keine maßlosen Begierden. Äußerlich waren sie noch nicht den heute verbrei-

---

* Der Gelbe Kaiser gilt als eines der ältesten Bücher und wird datiert auf die Zeit ca. 2.698 bis 2.596 vor Christus. Inhaltlich geht es um ein Zwiegespräch in Form eines Frage-Antwort-Dialogs, in dem Huang Di von seinem weisen Lehrmeister Qi Bo unterwiesen wird. Besprochen werden die Naturgesetzmäßigkeiten zwischen Mensch und Natur, Mensch und Himmel und wie man alle Kräfte in Harmonie miteinander bringen kann. Diese Fragen und Erkenntnisse bilden das Fundament der grundlegenden Philosophie der ursprünglichen Chinesischen Medizin.

teten Belastungen ausgesetzt. Sie lebten, frei von Gier und Neid, im Einklang mit der Natur. Sie bewahrten sich eine Haltung des inneren Friedens und gesammelten Geistes. Dadurch verhinderten sie, dass Faktoren, die Krankheiten auslösen, eindringen konnten. Daher brauchten sie keine Kräuter, um ihren inneren Zustand zu behandeln, sie brauchten auch keine Akupunktur, um das Äußere zu behandeln. Wurden sie einmal krank, genügte es, mittels der Methode des „Zhuyu" die Emotionen und den Geist positiv zu beeinflussen und den Energiefluss umzulenken, um ihren Zustand zu bessern.

Heutzutage sind die Menschen anders. In ihrem Inneren sind sie Sklaven ihrer Emotionen und Sorgen. Sie überanstrengen ihren Körper mit harter Arbeit. Sie folgen nicht mehr dem rhythmischen Wandel der Jahreszeiten und werden so anfällig für Angriffe durch „Räuber" und Winde. Ist ihr antipathogenes Qi (Qi = Energie, Atem, Emotionen) geschwächt, können Faktoren, die Krankheiten auslösen, Organe, Knochen und das Mark zerstören. Äußerlich dringen krank machende Einflüsse durch die Sinnesöffnungen, die Haut und die Muskeln in den Körper ein. So verschlimmern sich ursprüngliche, zu vernachlässigende Krankheiten, und ernste Krankheiten verwandeln sich in tödliche."[13]

Nachstehend finden Sie eine vereinfachte Beschreibung der Emotionen und deren Einfluss auf den Körper. Wenn ich von bevorzugtem Geschmack schreibe, bedeutet es, dass in diesem Funktionskreis (Organ) eine Schwäche vorliegt. Unter Äußerung versteht man, wie sich der Mensch seiner Umwelt mitteilt. Sie werden auch von Funktionskreisen lesen. Darunter versteht man die Beschreibung einer bestimmten Funktion im menschlichen Körper. So ist die Funktion der Ausscheidung dem Funktionskreis Dickdarm zugewiesen. In der westlichen Medizin setzt man oft den Funktionskreis mit dem Organ gleich. Also Funktionskreis Dickdarm = Organ Dickdarm. Im Sinne der Schulmedizin ist der Dickdarm ein Organ. Dieses Organ ist körperlich sichtbar. Die Tatsache, dass ein Organ mehrere Funktionen erfüllen kann, ist in der westlichen Schulmedizin zwar bekannt, spielt aber bei der Definition Dickdarm keine Rolle. Der Funktionskreis Dickdarm in der TCM hingegen übernimmt die Funktion des Ausscheidens, wobei er diese Funktion über den Enddarm ausüben kann, aber auch über die Haut (zum Beispiel durch Ausschwitzen von Giftstoffen). So gehört zum chinesischen Funktionskreis Dickdarm sowohl die Haut als auch das Organ Dickdarm.[14]

Freude (Begierde)

Betroffene Organe: Herz, Dünndarm

„Mir geht vor Freude das Herz über!", sein Herz auf der Zunge tragen. Freude ist etwas Wunderbares und Schönes. Mit dieser Freude ist jene gemeint, wenn wir das Leben genießen, mit unseren Freunden bei einem Gläschen Wein sitzen und plaudern, gute Musik hören oder einfach in der Natur das Wunderschöne sehen und uns daran erfreuen. Dadurch entspannt sich nicht nur unser Herz, sondern alle anderen Organe, und ein harmonisches Funktionieren ist garantiert. In der TCM bezieht sich „Freude" auf einen Zustand von erhöhter Anspannung und Übererregung des Menschen, zum Beispiel schädigt maßloses Feiern, das zu Ekstase und Rausch führt, den Funktionskreis Herz. Übermäßige Freude, die in Erregung, Lust und Begierde übergeht, kann zur Folge haben, dass die Grenzen überschritten werden und alles außer Kontrolle gerät, zum Beispiel durch zu hoch gesteckte Ziele, und die ständige Unzufriedenheit, dass diese nicht erreicht werden konnten. Dies kann sowohl die Berufswahl betreffen als auch unerwiderte Liebe. Wenn die Freude im Leben gänzlich fehlt, macht sich Unzufriedenheit breit, man kann die schönen Dinge des Lebens nicht mehr sehen.

Lachen ist die Sprache der Freude. Ein Mensch, der lachen kann, nährt die Energie seines Herzens. Im Lachen offenbart sich das Herz des Menschen. Stille Gelassenheit, Harmonie und inneres Gleichgewicht, Verbundenheit mit dem Höheren Selbst und ein Leben in höchster Gegenwärtigkeit sind Qualitäten, die das Herz erfreuen. Sie erfüllen den Menschen in der Tiefe seiner Seele und seines Seins mit stiller, lebendiger Freude. Das Lachen ist ein Lachen des Herzens. Freude kommt von innen und ist etwas anderes als Spaß. Wer Freude im Außen sucht, zum Beispiel im Kick des Exzesses, durch Konsum, Unterhaltung, Action und Schnelllebigkeit, findet keine richtige Zufriedenheit im Leben. Spaß begnügt sich mit äußerer Animation, die letztendlich hohl und leer bleiben muss.

Viele Menschen suchen verzweifelt nach der Erfüllung ihrer Wünsche und Sehnsüchte. Dabei drehen sie sich ständig im Kreis, weil sie ihre Freude und ihr Lachen von äußeren Dingen oder Umständen abhängig machen. Der Versuch, die eigene Unzufriedenheit und Sinnentleerung durch Hektik und Übererregung zu füllen, bringt für einen kurzen Augenblick den erhofften Kick und bricht dann in sich zusammen. Fehlt der äußere Kick, fühlt man Leere und kann keine Freude mehr empfinden. Es ist ein Gefühl von Traurigkeit und Enge in der Brust, und das Lachen bleibt stecken. Abhilfe kann durch bewusstes tiefes Durchatmen geschaffen werden, um so die Blockade im Brustraum zu lösen. Dadurch kann die Lebensenergie (Qi) wieder fließen.

Der Funktionskreis Herz ist in der TCM der Sitz des Geistes (Shen), das Zentrum des Bewusstseins, Fühlens, Denkens und der Inspiration. Shen sorgt für Ausgewogenheit der Gefühle, Klarheit des Denkens und Bewusstheit in der Lebensführung. Shen entspricht dem Anteil des Menschen am Göttlichen. Das Herz gilt als der Kaiser oder oberster Herrscher aller Funktionskreise und zentraler Befehlsgeber, ohne dessen ordnende Impulse der Mensch zerrüttet und verwirrt wird, weil seine innere Steuerung auseinanderfällt, bis er bei extremen Störungen sogar stirbt. So beherrscht das Herz Blut und die Blutgefäße, entlang deren Bahnen das Blut und Qi (Lebensenergie) den Körper durchströmen und beleben.

Der direkte Untergebene des Herzens ist der Funktionskreis Perikard (Herzbeutel). Seine Aufgabe ist es, für

Vergnügen und Entspannung zu sorgen, indem wir unsere Bedürfnisse befriedigen. Dazu gehören nicht nur Nahrung, Kleidung und Wohnung, sondern auch Geselligkeit, Freude, Zärtlichkeit und Berührung. Die Sexualität im Sinne von Erotik ist diesem Funktionskreis zugeordnet.

Symptome:
Ein länger andauernder Zustand von erhöhter Anspannung und Übererregung kann zu Unruhe, Schlaflosigkeit, Herzklopfen, Herzstolpern, Herzrhythmusstörungen und Kreislaufstörungen führen.

Bevorzugter Geschmack: bitter

Äußerung durch:
Reden, Schwatzen, Logorrhoe (krankhafte Geschwätzigkeit, „Sprechdurchfall")

Allgemeine Empfehlungen:
Das Herz kann durch Rituale gestärkt werden, die uns Freude bereiten: Spazierengehen in der Natur, Singen, Gedichtevortragen oder Lesen erfreuen das Herz. Das Göttliche kann durch Gebete oder Meditation verstärkt werden. Gestärkt werden kann das Herz mittels Ordnung, Disziplin, genügend Schlaf und Vertrauen in das Leben.

Ärger/Wut/Zorn

<u>Betroffene Organe</u>: Leber, Gallenblase

„Dem ist eine Laus über die Leber gelaufen!"
Wer wütend ist, schreit herum, hat einen roten Kopf, der Nacken ist verspannt, die Augen rollen und sind weit, Hitze steigt auf, und man spürt Herzklopfen und Herzrasen. Wer in Wut gerät, verliert die Kontrolle über seine Motorik, er gestikuliert heftig, ist sprunghaft und unberechenbar. Das alles sind Zeichen einer Übererregung der Leber. Die Chinesen sagen: „Wut schadet der Leber", was zu den unterschiedlichsten Disharmonien im Funktionskreis Leber führen kann, wie zum Beispiel Erkrankungen der Sehnen, Bänder und Augen, Migräne, Menstruations- und Zyklusstörungen.

Wut und Ärger sind in unserer heutigen Gesellschaft häufig vorkommende Emotionen. Vor allem Frauen leiden oft an unterdrückter Wut, da es ungehörig ist, diese öffentlich auszudrücken. Dadurch richten sich die Wut und der Zorn nach innen. Um den gesellschaftlichen Normen zu entsprechen, wird die Wut unterdrückt, und es entwickelt sich Frustration. Der Funktionskreis Leber besitzt die Fähigkeit, vorausschauend zu handeln und zu planen, um so die eigenen Ziele zu erreichen. Mit dieser Planung ist nicht nur das „Pläneschmieden" im Kopf gemeint, sondern vor allem ein harmonischer Ablauf im Einklang mit den äußeren Umständen. Ein Mensch mit einem starken Funktionskreislauf Leber bewegt sich geschmeidig und harmonisch und strahlt eine sanfte Gelassenheit aus, ohne sich jedoch von seinen Vorhaben und Zielen ablenken zu lassen. Der Partnerfunktionskreis der Leber ist die Gallenblase. Sie ist verantwortlich für die Fähigkeit, klare und schnelle Entscheidungen zu treffen. Damit verbunden sind unsere Entschlusskraft und die Bereitschaft, Wagnisse einzugehen, sich etwas zu trauen und nach den eigenen Impulsen und Ideen zu handeln, anstatt immer nur in den ausgefahrenen Gleisen zu trotten. Somit ist der Funktionskreis Gallenblase verantwortlich für unsere Individualität und Selbstentfaltung.

Symptome:
Häufige Wutanfälle, ständiger Ärger, aber auch unterdrückter Zorn können zu Kopfschmerzen, Bluthochdruck, Magenproblemen, Sodbrennen, Übelkeit, Erbrechen, Gastritis, Magengeschwüren und Durchfällen führen. Es ist bekannt, dass „vollblütige" Menschen mit hochrotem Kopf eher jähzornig reagieren als andere Personen.

Bevorzugter Geschmack: sauer

Äußerung durch: Schreien

Allgemeine Empfehlungen:
Kreatives Schaffen wie Malen und Basteln schaffen einen Ausgleich, Kräftigungs- und Dehnungsübungen wie Yoga oder Tai Chi können helfen, den Fluss der Leber zu unterstützen. Ruhephasen und Entspannung sind wichtig, zum Beispiel faulenzen und die Seele baumeln lassen.

Besorgnis/Trauer/Melancholie

Betroffene Organe: Lunge und Dickdarm
„Mir bleibt die Luft zum Atmen weg!"
Trauer ist eine Negation des Herzens, eine Zurückweisung des Lebens. Hat jemand einen schmerzhaften Verlust zu beklagen, zum Beispiel den Tod eines geliebten Menschen, will sein Herz diesen schrecklichen Verlust mit jeder Faser seines Seins zurückweisen. Alle Lebenssäfte trocknen aus, das Leben steht still und geht verloren. Bei Trauer verschwindet das Qi, es macht das Herzsystem eng. So verliert man leicht den Kontakt zur Realität, zum Leben und zu sich selbst. Bei großer Trauer stagniert das Qi durch das verengte Herzsystem und durch die Erweiterung der Lungen. Körperlich kann dieser Zustand als Asthma in Erscheinung treten. Trauer (auch Gram und Reue) sollte nicht zu lange dauern, in der Chinesischen Medizin wird ein Jahr als angebracht und normal gesehen, danach sollte wieder versucht werden, ins Leben zurückzukehren.

Bei Verlust von Lebensfreude verliert man den Kontakt zu sich selbst und wird traurig. Der Verlust kann unterschiedliche Ebenen betreffen: Die körperliche Ebene, wenn der Körper etwas vermisst, zum Beispiel Schlaf, Kleidung, Ernährung; die psychologische Ebene, wenn es an Zuwendung, Liebe und Geachtet-Werden mangelt; die spirituelle Ebene, wenn es am tiefen Sinn des Lebens fehlt. Bleibt die Suche nach der „Einheit mit allem Leben", nach einem „Sich-mit-allem-verbunden-Fühlen" ohne Antwort, kann ein trauriges Lebensgefühl entstehen.

Viele haben die Sehnsucht nach einem spirituellen Zuhause, ohne es zu wissen. Aber auch unaufgelöste Trauer kann zu chronischen Beschwerden führen. Sie halten ihre Tränen zurück, um sich zu schützen und von den eigenen Gefühlen nicht überwältigen zu lassen. Hier ist das Gefühl vorhanden, kann aber nicht zugelassen werden. Bleiben Tränen auf Dauer ungeweint und werden Gefühle als Schutz vor Schmerz verdrängt, lässt eine Krankheit nicht lange auf sich warten. Auch übermäßige Sorgen über die Zukunft schwächen unseren Körper. Sind die Sorgen materieller Natur, zum Beispiel bei Kummer über Vermögen oder Erbschaften, beeinflussen sie den Dickdarm; Sorgen ideeller Natur wie der Verlust der Heimat bei Flüchtlingen oder Obdachlosen, führen zur Schwächung der Lunge.

Der Funktionskreislauf Lunge steuert und überwacht die Rhythmen des Körpers, vom Atemrhythmus über die Regelmäßigkeit des Herzschlags, bis hin zum Tag- und Nachtrhythmus des Menschen. Er ist zuständig für das Zulassen von Kontakt und Berührung, weswegen die Haut diesem Funktionskreis zugeordnet ist. Da die Haut nicht nur für die Nähe zu anderen wichtig ist, sondern auch gleichzeitig die äußere Grenze unseres Körpers darstellt, gehören auch Abwehr und die Fähigkeit, Grenzen zu ziehen, zum Aufgabengebiet des Funktionskreises Lunge.

Der Partnerfunktionskreis der Lunge ist der Dickdarm. Dieser dient der Reinigung und somit der körperlichen wie seelisch-geistigen Ausscheidung. Er hilft uns, alles loszulassen, was wir nicht mehr benötigen. Dazu gehört auch, uns von anderen Menschen zu trennen, deren Berührung und Nähe uns gutgetan haben. Bei schmerzhaften und gar endgültigen Trennungen hilft die Dickdarmfunktion des Trauerns, über das Erlebnis hinwegzukommen und Erleichterung oder Erlösung zu finden.

Symptome:
Ein Übermaß an Trauer oder Besorgnis kann sich als erhöhte Infektanfälligkeit, Erkrankung der Atemwege wie Asthma, chronische Bronchitis, chronische Sinusitis, Hauterkrankungen wie Psoriasis, Neurodermitis, Ekzeme und Erkrankungen des Dickdarms mit chronischer Verstopfung oder Kolitiden (entzündliche Erkrankungen des Dickdarms, zum Beispiel Colitis ulcerosa, Morbus Crohn) ausdrücken. Verstopfung kann auf körperlicher Ebene auch ein Zeichen von „verstopfter Geisteshaltung" wie Dickköpfigkeit und Sturheit sein. Loslassen und Veränderung sind für betroffene Personen schwierig. Unbrauchbares muss entfernt werden, um für Neues Platz zu schaffen.

Bevorzugter Geschmack: scharf, herb

Äußerung durch: Schluchzen, Weinen, Seufzen

Allgemeine Empfehlungen:
Eine Stärkung der Lunge kann durch bewusstes Einatmen von reichlich frischer Luft und Bewegung erreicht werden. Die Lunge kann auch über die Haut durch Bürsten und Abreibungen gestärkt werden, auch das Tragen von angenehmer, nicht einengender Kleidung tut gut.

Angst/Schock/Schreck

Betroffene Organe: Niere, Blase

Die Sprichwörter: „Das geht mir an die Nieren!" oder „Sich vor Angst in die Hose machen!" zeigen uns bereits einen Hinweis, dass Angst mit der Niere in Verbindung steht. Länger andauernde Angstzustände schwächen die Niere. Angst kann sich aber auch in Form von Panikattacken, Minderwertigkeitskomplexen oder einem Gefühl von Unsicherheit ausdrücken. Andauernde Ängstlichkeit schwächt den Funktionskreis Niere, sodass in jeder Lebenssituation Ängstlichkeit vorhanden ist. Das findet man bei Menschen, die vor Angst keine Entscheidungen treffen können, kombiniert mit dem Zweifel, ob die Entscheidung richtig war. Extreme Angst kann zu unfreiwilligem Harnabgang (Einnässen bei Kindern, Inkontinenz) führen. Prüfungsangst oder Lampenfieber können sich akut durch Stuhldrang und plötzliche Durchfälle ausdrücken.

Feinstofflich gesehen ist die Niere für den Überlebens-Fortpflanzungstrieb verantwortlich, auch die sexuelle Energie ist vom Funktionskreis Niere abhängig. Zu starke sexuelle Aktivität kann zu körperlichen Disharmonien führen – bei Frauen wirken zu viele Geburten in kurzen Abständen schädigend, bei Männern häufige Ejakulationen. Der Funktionskreis Niere kann auch durch zu viel körperliche Anstrengung mit fehlenden Entspannungsphasen, Schlafmangel oder permanente psychische Überlastung geschwächt werden. Gerade in der heutigen Zeit, in der emotionale Belastungen wie Versagensängste, Verlustängste oder geistige Überarbeitung dominieren, ist eine verlangsamte Lebensweise sowie ein Rhythmus in der Lebensgestaltung mit genügend Ruhephasen wichtig.

Große Angst kann sich in vielfältiger Weise auswirken und zu „wütenden Worten, Schrecksituationen, zum Lachen, zu ruhelosen, diskontinuierlichen Aktivitäten" führen. Der Funktionskreis Niere gilt als Sitz der angeborenen Konstitution: alles, was wir unter Erbgut oder Erbanlage verstehen. Er entspricht der Stofflichkeit, Materialität, Körperlichkeit als Ansammlung von Erfahrungen und Erkenntnissen. Erfahrungen, die ein Individuum im Laufe seines Lebens umgesetzt hat und in höherem Maß als Ergebnis der Erfahrungen und Erkenntnisse seiner gesamten Ahnenreihe. Er verwaltet auch die Lebensenergie des Menschen und seine Reserven und ist wesentlich dafür verantwortlich, wie viel Energie und damit auch Durchhaltevermögen und Ausdauer wir im Leben besitzen.

Menschen mit viel Nierenenergie werden nur selten krank und sind in der Lage, mit widrigen Lebensumständen gut fertig zu werden. Sie haben genügend Energie, um alles, was sie sich vorgenommen haben, zu erreichen. Ob sie es schaffen, ist abhängig vom Funktionskreis Blase. Dieser dient dazu, die Energie, die vom Funktionskreis Niere bereitgestellt wird, zu nutzen und in die Tat umzusetzen. Er ist verantwortlich für unsere Handlungsfähigkeit und unsere Willenskraft, also für unsere Fähigkeit, etwas auszuführen. Je stärker die Energie des Funktionskreises Blase ist, desto besser haben wir unser Leben „im Griff" und können unsere Ziele und Wünsche verwirklichen.

Die Kehrseite einer starken Blase zeigt sich, wenn jemand diese Stärke missbraucht, indem er Menschen gegen deren Willen und Überzeugung dazu zwingt, seine Wünsche durchzusetzen (Machtmissbrauch).

<u>Symptome:</u>
Müdigkeit, Erschöpfungszustände, Antriebslosigkeit, Angst vor Herausforderungen, Neigung zu Pessimismus, langsames und ruhiges Auftreten.

<u>Bevorzugter Geschmack</u>: salzig

<u>Äußerung durch</u>: Stöhnen

<u>Allgemeine Empfehlungen:</u>
Wichtig sind ausreichend Schlaf und Stille (zum Beispiel Meditation), für sich selbst Zeit zu finden, zum Beispiel durch Wanderungen in den Bergen, und körperliche Betätigungen.

<u>Stärkende Nierenmassage:</u>
Anwendung:
- Stärkung des Funktionskreises „Niere",
- Kinderwunsch,
- Rückenschmerzen im unteren Rückenbereich,
- Vorbeugung in der kalten Jahreszeit, vor allem für Frauen.

Eine regelmäßige Massage dient nicht nur der Stärkung der Nieren, sondern verleiht auch mehr Energie und Vitalität: einen federnden Gang, Beweglichkeit, geistige Frische und eine gerade Haltung bis ins hohe Alter.

Die Massage kann im Stehen oder im Sitzen ausgeführt werden. Man konzentriert sich auf die beiden Nieren; die Handflächen liegen unterhalb der Taille rechts und links neben der Wirbelsäule. Wohlbeleibte Menschen können auch den Handrücken auflegen. Nachdem beide Hände eine Zeit lang ruhig dort gelegen haben, reibt man 20 bis30-mal geradlinig auf und ab, so lange, bis sich die Lendengegend heiß anfühlt.

Vor allem im Winter sollte man den Funktionskreis Niere schützen. Die sogenannten „Lendenaugen" (Vertiefungen vier Finger breit links und rechts des dritten und vierten Lendenwirbels) scheuen Kälte und lieben Wärme. In der kalten Jahreszeit oder bei Kinderwunsch (die Niere ist zuständig für die Fortpflanzung und das Wachstum des Menschen, denn sie speichert das Qi und die Essenzen, die wir bereits bei der Geburt mitbringen) sollte man bis zu 100-mal auf und abreiben, sodass der gesamte Körper in Schweiß ausbricht. Danach bleiben die Hände auf dem Ausgangspunkt liegen, und man massiert den Nierenbereich mit kreisförmigen Bewegungen ungefähr 20 bis 30-mal. Abschließend atmet man dreimal aus und wieder ein, wobei die Hände beim Ausatmen einen sanften Druck ausüben und beim Einatmen loslassen.

Grübeln/Sorgen/Nachdenken

Betroffene Organe: Milz, Bauchspeicheldrüse

In unserer Gesellschaft sind Sorgen und Grübelei eine häufig anzutreffende Emotion, wobei Sorgen über die Familie, Finanzangelegenheiten oder den Arbeitsplatz dominieren.

Denken ist zunächst eine mentale Leistung und keine Emotion. Aber durch zu viel Denken kann daraus ein Gefühl entstehen. Man beginnt zu grübeln oder macht sich Sorgen. Die Gedanken kreisen immer um ein und dasselbe Problem, drehen sich im Kreis zu einem „Knoten", man kann sie nicht mehr loslassen und einordnen. Das Denken ist unergiebig, unproduktiv, und übrig bleibt nur das Gefühl von Sorge und Grübeln. Müdigkeit, Kraftlosigkeit und Konzentrationsschwäche können die Folge sein. Unter Nachdenklichkeit versteht man in diesem Zusammenhang übermäßiges Denken, übermäßige geistige Arbeit oder zu intensives Lernen. Dies kann zu Müdigkeit, Appetitverlust, Beschwerden im Verdauungstrakt, „weichen Stühlen" und Blähungen führen.

Die Chinesen sagen: Grübeln verknotet das Qi (die Lebensenergie, universelle Energie). Bei Grübeln und Sorgen sind das Herz und der Geist auf einen Ort fixiert. Das Qi bleibt an einem Punkt und zirkuliert nicht mehr. So verknotet sich das Qi. Grübeln ist in erster Linie mit der Milz assoziiert, kann aber auch bei zu viel Denken das Herz „verletzen." Dies kann sich als Drehschwindel, verschwommenes Sehen und Herzklopfen äußern. Ein Mensch, der zum Grübeln neigt, beschäftigt sich ausschließlich mit dem Thema, das ihm Kummer bereitet. So kreisen seine Gedanken immer wieder um dasselbe Problem. Der Funktionskreislauf Milz, der den Denkprozess steuert, wird überfordert. Das gesamte mentale Bewusstsein ist auf das Problem fixiert, sodass kein Platz für andere Dinge frei ist. Alles dreht sich im Kreis, und man tritt auf der Stelle. Das Qi kann nicht mehr fließen, es verknotet sich in den kreisenden Gedanken.

Übermäßiges Denken kann auch verhindern, das eigentliche Ziel zu erreichen. Springt man ständig von einem Gedanken zum nächsten und macht neue Pläne, verzettelt man sich leicht. Die Gedanken können sich um viele kleine oder große Dinge drehen, die man gerne erreichen möchte, sind aber schwer zu erreichen, weil das Denken planlos und chaotisch ist. Wird das Denken immer sprunghafter und planloser, erschöpft der Funktionskreislauf Milz, und mit ihm das Qi. Menschen, die viel intellektuell arbeiten und durch mentalen Stress ihre Milz ständig überfordern, können schnell mit dem Phänomen der Impotenz konfrontiert sein.

Auch depressive Stimmung, ausgeprägter Pessimismus, mangelnde Hilfsbereitschaft und Unterstützung können auf eine Schwächung des Funktionskreises Milz hinweisen. Der Funktionskreis Milz entzieht der vom Magen aufgenommenen Nahrung die darin enthaltende Lebensenergie und verteilt diese an die anderen Funktionskreise. Seine wichtigste Aufgabe hierbei ist die Verteilung und Verwaltung der Ressourcen. Um das optimal durchführen zu können, koordiniert er das Miteinander der Funktionskreise. Im gleichen Maß ist er dafür zuständig, wie gut wir uns in die verschiedenen Gruppen und Gemeinschaften einfügen (Freunde, Kollegen, Familie). Ein Mensch mit einem ausgeglichenen Funktionskreis Milz strahlt Zuverlässigkeit und Sympathie aus.

Symptome:
Müdigkeit, Lethargie, mangelndes Selbstwertgefühl, Konzentrationsstörungen

Bevorzugter Geschmack: süß

Äußerung durch: Singen, Rülpsen

Allgemeine Empfehlungen:
Massagen, körperliche Berührungen wie Umarmungen von lieben Menschen (menschliche Nähe) und liebevolle Arbeit mit dem eigenen Körper sind wichtig. Bewusstes Wahrnehmen der Natur und der Erde, zum Beispiel Gartenarbeit, mit den Händen in der Erde graben oder sich ins Gras legen und die Gedanken schweifen lassen, wirken stärkend.

Grübeleien abschalten:
Wichtig ist es, sich des „Wiederkauens seiner Gedanken" bewusst zu werden. Schalten Sie das Gedankenkreisen ab, indem Sie laut „Stopp" sagen und dabei fest mit der flachen Hand auf den Tisch klopfen. Selbstverständlich nur, wenn Sie alleine sind, sonst werden Ihre Artgenossen

Sie etwas erstaunt ansehen. Als Alternative können Sie sich auch fest ins Handgelenk kneifen oder ein Gummiband schnalzen lassen. All dies dient dazu, Sie abzulenken und aus den Grübeleien herauszureißen.

Schreck

„Vor Schreck erstarren!" „Schreck, der einem in die Glieder fährt!"

Schreck nennt man Angst, die plötzlich ausgelöst wird. Schreck oder Furcht sind Ereignisse, die im Gegensatz zur Angst grundlos auftreten. Schreck oder Panik betreffen nicht speziell ein Organ. Schreck nimmt primär Einfluss auf das Herz, bleibt er jedoch länger bestehen, verwandelt er sich in bewusste Angst und kann die Nieren angreifen. Er macht das Qi chaotisch. Der Grund dafür ist, dass der Schreck unmittelbar auf das Herz und den Geist Shen wirkt. Shen zerstreut sich, weil er keinen Ort mehr hat, auf den er sich beziehen kann. Da nichts mehr koordiniert ablaufen kann, gerät das Qi in einen chaotischen und ungeordneten Fluss. Schreck vertreibt den Geist Shen so, wie er Vögel, die auf den Ästen eines Baumes sitzen, aufscheucht. Erschrickt man sich, kann man keinen klaren Gedanken fassen – eine Erfahrung, die jeder kennt. Er äußert sich zum Beispiel durch unkontrolliertes Auffahren, indem man plötzlich aufspringt oder zusammenzuckt. Im übertragenen Sinn ist Schreck ein Zustand von Furcht, die unruhig macht.

<u>Symptome</u>:
Ohnmacht, Psychosen, Schlafstörungen, Schweiß-
ausbrüche, Tinnitus (Ohrensausen, Klingeln der Ohren),
Lähmungserscheinungen.

<u>Bevorzugter Geschmack</u>: salzig

<u>Äußerung durch</u>: Stöhnen

Auch in Peru ist „der Schreck" eine bekannte Erkrankung. Die Volkskrankheit „Susto" bezeichnet in Lateinamerika den Schreck oder Seelenverlust. Susto ist eine
Erkrankung, die nach einem erschreckenden Erlebnis
auftritt, wobei die Seele den Körper verlässt und so eine
Krankheit auslösen kann. In extremen Fällen kann „Susto"
zum Tod führen. Typische Symptome sind Appetitlosigkeit, unzureichender, übermäßiger oder unruhiger Schlaf,
beunruhigende Träume, Gefühle der Trauer, Mangel an
Motivation, geringes Selbstwertgefühl sowie das Gefühl,
schmutzig zu sein. Körperlich äußert sich „Susto" als Muskelschmerzen, Kopfschmerzen, Magenschmerzen oder
Durchfall.
　　In Peru ist „Susto" ein weit verbreitetes Phänomen.
Wie dieses hier therapiert wird, möchte ich Ihnen mit einer
weiteren E-Mail an meine Freunde erläutern.

E-Mail an meine Freunde in Wien:
„Susto" – Schreck

Liebe Freunde,

heute möchte ich euch von der Erkrankung „Susto" – der Schreck – erzählen. Peruaner sind Anhänger der Naturmedizin, und da meistens nicht genügend Geld für einen Arztbesuch vorhanden ist, wenden sich vom „Susto" befallene Personen an einen Schamanen.

Von „Susto" kann übrigens jeder befallen werden, allerdings glaubt man, dass die Anfälligkeit auf dem Feld besonders stark ist. „Susto" entsteht, wenn die Seele von übermenschlichen Mächten geraubt wird. Menschen, die an „Susto" leiden, schreien die ganze Nacht, sind scheu, zurückgezogen, und vor allem haben sie Angst. Sind Kinder befallen, leiden sie an Appetitlosigkeit und Verstopfung. Eines der üblichsten Diagnose- und gleichzeitig Heilverfahren ist die Behandlung mit einem rohen Ei („pasar el huevo" – mit dem Ei über den Körper streichen). Das Ei nimmt die Krankheit auf und erlöst den Menschen vom „Susto."

Die Behandlung mit dem Ei erfolgt folgendermaßen: Während der Heiler betet, streicht er ein rohes Ei über den Körper der betroffenen Person. Danach öffnet er es und lässt den Inhalt in ein Wasserglas fallen. Durch Beobachten, wie das rohe Ei zu Boden sinkt, beurteilt der Heiler, ob der Mensch vom „Susto" befallen oder nur angespannt ist. Ist das rohe Ei nach der Behandlung schwarz (viel negative Energie), wird es in der Erde weit weg vom Haus vergraben, sodass der „Susto" keinen Schaden mehr anrichten kann. „Susto" ist in Peru ein sehr gängiges Phänomen und wird nicht weiter hinterfragt. Wenn jemand stürzt oder nicht richtig schläft, nur weint und schreit oder ständig aufschreckt, ist er vom „Susto" befallen. Man bringt die betroffene Person zum Schamanen, und dieser führt eine Heilung mit dem Ei durch. Die Heilungsrate liegt bei fast 100 Prozent.

Eine junge Mutter erzählte mir glaubwürdig, dass ihr neunjähriger Sohn plötzlich Angst vor der Dunkelheit hatte, sich weigerte, abends in die Zimmer des ersten Stocks zu gehen und sehr schreckhaft war. Abends klammerte er sich stets an seine Mutter und hatte Angst vor dem Alleinsein. Die Großmutter war mit der Behandlung des „Sustos" vertraut. Als das Kind schlief, führte sie eine Behandlung mit dem Ei durch. Während die Frau das Ei über das schlafende Kind strich, zerplatzte dieses in ihrer Hand. Das zweite Ei zeigte beim Aufschlagen große schwarze Kugeln, die aussahen wie Augen. Nachdem das Ei vergraben wurde, war der Junge wie ausgewechselt. Er konnte nachts wieder alleine in die dunklen Zimmer gehen und zeigte auch sonst keinerlei Anzeichen von Angst. Weder die Großmutter noch die Mutter informierten den Jungen über die Behandlung; außerdem schlief er die gesamte Behandlungszeit.

Schamanen werden in Peru vor allem von Menschen, die in ländlichen Gebieten wohnen, in Anspruch genommen. Der Schamane fungiert als eine Art Psychologe. Er erfragt die Krankheit des Patienten durch seine Träume und Erscheinungen, die er interpretiert und analysiert. Auch das Verständnis, wie Krankheiten entstehen, ist unterschiedlich zu unserer Schulmedizin. So kann man durch „den bösen Blick" und Flüche verhext werden, „böse" Winde verursachen Krankheiten, indem sie gefährliche Geister in die Menschen blasen. Dämonen, erzürnte Götter oder verzauberte Berge rächen sich, indem sie Krankheiten hervorrufen.

Menschen aus allen Ländern kommen nach Peru, vor allem in die Dschungelgebiete, um sich von Schamanen heilen zu lassen oder ihre Neugier zu stillen. Dabei erfreut sich die Behandlung mittels Ayahuasca größter Beliebtheit. Bei den Indianern des Amazonasgebiets wird Ayahuasca in rituellen und religiösen Zeremonien in Form eines Getränks eingenommen. Verwendet wird es zur Heilung von Krankheiten. In Trance kann man auch Geister treffen oder in die Zukunft blicken.

Ayahuasca (Quetchua: „Liane der Geister" oder „Ranke der Seelen") ist eine Lianenart, die drei Tage lang mit der Pflanze des Chacuncrastrauchs auf offenem Feuer geköchelt wird. Man sagt, dass sich durch das lange Kochen die beiden Pflanzenseelen vereinigen. Dadurch entsteht ein psychedelisches Getränk, das bei Einnahme eine Reise in die „wahre Welt" sicherstellt. Zwei Tage bevor man Ayahuasca zu sich nimmt, sollte gefastet werden. Während der Einnahmezeremonie am dritten Tage raucht der Schamane Kokazigarren, singt Lieder auf Quechua und tanzt rituelle Tänze. Als Nebenwirkungen des Getränks sind extreme Schweißausbrüche, Erbrechen und Durchfall zu erwarten. Es kann auch zu einer verminderten Kontrolle der Motorik (Bewegung) kommen sowie zu Gleichgewichtsstörungen und Schwindel. Manche beschreiben eine völlige Bewegungsunfähigkeit und das Gefühl, zu Stein zu erstarren. Bei unsachgemäßer Anwendung können Horrortrips und Angstzustände ausgelöst werden. Zeitweise liest man in den peruanischen Medien von Todesfällen bei Touristen durch unsachgemäße Anwendung.

Nach Durchleben der unangenehmen Seite der Droge schwebt man im siebten Himmel. Ayahuasco ist bei Touristen sehr beliebt, da es unter anderem Visionen, Halluzinationen, eine Erweiterung des Bewusstseins sowie ein verschärftes Gehör bewirkt. Allerdings war so mancher Konsument nach Einnahme der Droge fest davon überzeugt, während seiner Visionen gestorben zu sein. Es muss auch vor der halluzinogenen Wirkung gewarnt werden, da leider immer wieder Menschen nach der Behandlung mit Ayahuasca nicht im Nirwana, sondern in der Psychose enden. Manche Künstler, vor allem Maler, nehmen das Getränk ein, um während den Visionen im Drogenrausch Bilder zu malen, die meistens einen typischen Charakter aufweisen.

Auch Kräutermedizin ist in Peru sehr beliebt. Auf den Märkten werden gegen jegliche Krankheiten frische Kräuter angepriesen, und vor allem die älteren Frauen besitzen ein großes Wissen in der Kräuterkunde. So kann man sich leicht gegen Verhexungen wehren, indem man sich eine

Aloe Vera Pflanze in die Wohnung stellt. Etwas gewöhnungsbedürftiger ist der Ranasaft (frischer Froschsaft), der gegen Asthma helfen soll. Lebende Frösche werden in großen Gurkengläsern zur Schau gestellt. Bei Bedarf wird ein Frosch gefangen und mit einem gezielten Schlag getötet. In der Saftmaschine wird er gemeinsam mit Algarrobinasaft und Papaya püriert und als Mittel gegen Asthma getrunken. Bereits zwei bis drei Gläser dieses Saftes sollen die Asthmakrankheit verbessern. Frösche werden auch als Caldo de rana (Froschsuppe) angeboten und wirken appetitfördernd.

Scheinbar ist in Peru gegen jede Krankheit ein Kraut gewachsen, denn man findet in den Naturläden gegen jedes Zipperlein gut riechende Kräuter mit schön klingenden Namen. Riesige Kakteenblätter werden als Gemüsesaft püriert angeboten, und Aloe Vera Blätter versprechen eine zarte, weiche Haut und glänzendes Haar. Maca ist eine Wurzel, die sich bereits zur Zeit der Inkas größter Beliebtheit erfreute. Man sagt ihr nach, dass sie die männliche Potenz steigert, fruchtbarkeitsfördernd wirkt, die Symptome der Wechseljahre erfolgreich zu bekämpfen weiß und als Aphrodisiakum dient. Maca wird auch von fahrenden Straßenhändlern in Form von Macapunsch angeboten. Dabei handelt es sich um ein süßes, schaumiges Getränk aus der gekochten Macawurzel, geschlagenem Ei, Kräutern und viel Zucker.

Eine Bekannte erzählte mir, dass sich vor dem Büro ihres Mannes eine Händlerin mit einem fahrenden Wagen postierte und Macapunsch anbot. An diesem süßen Getränk erfreute sich die gesamte Belegschaft des Büros, wobei zwei bis drei Gläschen täglich getrunken wurden. Als nach einem halben Jahr plötzlich neun Sekretärinnen (ungewollt) schwanger wurden, vertrieb der Chef die Macapunschverkäuferin.

Da ich stets an Naturmedizin interessiert bin, unterhielt ich mich vor kurzem mit einer Straßenverkäuferin, die mir eine Schlangenpomade aus dem Amazonasgebiet anbot. Diese soll gegen rheumatische Schmerzen, Gelenkschmerzen, Rückenschmerzen und Migräne wirken. Das Tiegelchen der Schlangensalbe wird zusammen mit der getrockneten Schlangenhaut angeboten. Bei Schmerzen reibt man die seltsam riechende Pomade auf das schmerzende Gebiet und wickelt die Stelle fest mit der Schlangenhaut ein. Es entsteht eine starke Rötung und ein Hitzegefühl. Bei Kopfschmerzen reibt man das betroffene Gebiet mit dem Schlangenfett ein und wickelt die Schlangenhaut um den Kopf. Als ich eines Tages an Kreuzschmerzen litt, riet mir meine Sekretärin Rosario, mich nachts mit Schlangenfett einzureiben und mit der Schlangenhaut einzuwickeln. Auf meine Frage, welche Schlange ich um meinen Körper wickeln soll, die groß genug ist, erwiderte sie mit ernster Miene: „Frau Doktor, da müssen Sie die Haut einer Boa Konstriktor mehrmals fest um den Körper wickeln!"

Ich schicke euch viele sonnige Grüße aus dem Exotenland, eure Andrea

SONDERKAPITEL: Kinderwunsch

Viele Paare wünschen sich heutzutage ein Kind, und es will einfach nicht klappen. Nach unzähligen Untersuchungen an Mann und Frau, verschiedenen stimulierenden Hormontherapien, Homöopathie, Bachblütentherapie, Fruchtbarkeitsmassagen, Yoga zur Stimulierung der Fruchtbarkeit und fruchtbarkeitsfreundlichem Atmen will es trotzdem nicht gelingen, ein Baby zu bekommen. Dabei spielt das Alter keine Rolle, auch junge Paare „versuchen" es jahrelang ohne Erfolg. Viele Frauen, die gerne ein Kind bekommen möchten, haben ungesunde Gewohnheiten oder leiden unter ständigem Stress (nicht nur bei der Kinderzeugung). Auch hier hilft es, immer positiv vorwärts zu denken, wobei Ihr Hauptfokus auf dem Kinderwunsch liegen sollte. Schauen Sie sich Ihr heutiges Leben an und überdenken Sie, ob Sie nicht etwas ändern können. Vor allem: Lassen Sie sich nicht stressen!

Hilfe, meine Umgebung macht Stress

Freunde und Familie

Emanzipation hin, Emanzipation her, leider ist die Gesellschaft auch heutzutage noch der Meinung, dass eine Frau nur dann „vollwertig" ist, wenn sie heiratet und Kinder bekommt. Von verheirateten Paaren wird erwartet, dass sie Nachkommen haben und den Namen der Familie fortführen. Hat ein Ehepaar keine Kinder, vermutet man dahinter, dass beide zu sehr mit ihrer Karriere beschäftigt sind oder gar in einer Ehekrise stecken. Man munkelt, er sei zu egoistisch und möchte sein Geld lieber für protzige Autos und teure Urlaube ausgeben. Außerdem tuschelt man hinter vorgehaltener Hand über den Zweisitzer des Ehepaares, in dem ohnehin kein Platz für Kinder ist. Besitzen Sie allerding ein altes Auto, ist man der Meinung, dass Sie sich Kinder ohnehin nicht leisten können. Unabhängig davon, ob der Stress von der Mutter, der Schwiegermutter, der besten Freundin oder der Nachbarschaft kommt, er kann sehr unangenehm sein.

Drei Arten, mit dieser Art von Stress umzugehen:
1. Sie sagen Ihrem Gegenüber, dass er sich um seine eigenen Angelegenheiten kümmern soll.
2. Sie machen Ihrer Familie/Ihren Freunden klar, dass unpassende und unangebrachte Äußerungen kränkend sind und Sie auf einen rücksichtsvolleren Umgang bestehen.

3. Sie ändern Ihre Einstellung und gehen davon aus, dass Menschen Unsinn reden, wenn der Tag lang ist. Diese Lösung ist eleganter, denn es ist schwierig, die Meinung Ihrer Mitmenschen zu ändern. Wichtig ist, wie Sie dazu stehen und was Sie denken. So können Sie viel Schmerz und Leid vermeiden.

„Wenn man eine Katze hat, sollte man davon ausgehen, von ihr gekratzt zu werden. Streichelt man eine Schlange, sollte man damit rechnen, dass sie zubeißt. Steht man hinter einem Pferd, muss man davon ausgehen, dass es ausschlägt. Hat man mit Menschen zu tun, kann man sich sicher sein, von ihrer „losen Zunge" verletzt zu werden.

Guru Goswami Kriyananda

Neid und Eifersucht

Viele Frauen in Ihrer Umgebung haben scheinbar Fruchtbarkeitspillen eingenommen oder sind vom Fruchtbarkeitsgott Priapus bezirzt worden, denn sie werden ohne Probleme schwanger – auch wenn sie es eigentlich nicht wollten. Wo immer Sie hinsehen, schwirren schwangere Frauen mit dicken Bäuchen vor Ihnen oder schieben mit einem fröhlichen Lächeln einen Kinderwagen vor sich her. Noch dazu hat jede „unfruchtbare" Frau zumindest eine Freundin, die über ihre „ach so gebärfreudige" Nachbarin berichten kann, die scheinbar überhaupt keine Probleme hatte, schwanger zu werden. Danach dürfen Sie sich die Klagen der Freundin über das eintönige Leben als Mutter anhören und das freie, selbstbestimmende Leben, das sie ohne Kinder hatte. Nicht zu vergessen die Berge von Wäsche, die täglich anfallen, die unartigen Kinder, die nicht zu bändigen sind, und das viele Geld, das Kinder kosten.

Gefühle von Wut, Hass, Missgunst oder auch Neid steigen in Ihnen auf, wenn Sie nachts in Ihrem Bett liegen und an die unbedachten Worte Ihrer „netten" Freundin denken. „Dir geht es gut, du kannst abends ausgehen, wann immer du willst. Seit ich Kinder habe, sind wir abends nicht mehr ausgegangen. Die Kinder müssen früh ins Bett, sonst kommen sie morgens nicht aus den Federn. Außerdem müssen wir sparen, denn Kinder kosten eine Stange Geld, und wir sparen momentan auf einen Urlaub auf dem Bauernhof mit den Kindern. Du weißt ja, die süßen Tiere, mit denen Kinder so gerne spielen…"

Seien Sie sich bewusst, dass bittere Gefühle wie Hass und Neid von Ihnen ausgehen und nicht von den anderen. So, wie Sie in den Wald hineinrufen, kommt es zu Ihnen zurück (Gesetz der Anziehung). Wenn Sie Eifersucht säen, wird Ihnen Eifersucht zuteil. Die Leute denken selten darüber nach, was oder wie sie etwas sagen. Es liegt an Ihnen, bewusst zu entscheiden, wie Sie darauf reagieren.

Ego als Stressursache

Bereits in der Kindheit trichtert man uns ein, dass wir alles im Leben erreichen können, wenn wir uns genug anstrengen. Wir können unseren Traumberuf erreichen, uns unser Traumhaus kaufen, den Traumpartner heiraten usw. Sie haben bereits so einiges durchprobiert, um schwanger zu werden. Trotz der Tatsache, dass Sie auf Ihren heißgeliebten Kaffee verzichten, Ihrem Partner sein Gläschen Cola verwehren, seit Monaten keinen Alkohol zu sich nehmen, schweren Herzens das Rauchen aufgegeben haben, sich gesund ernähren, Unmengen von Vitaminpillen einwerfen, jeden Abend Sex haben und alle griffbereiten Empfängnisbücher verschlingen, sind Sie immer noch nicht schwanger. Ehrgeizige Kontrolltypen empfinden es als sehr unangenehm, keine Kontrolle über eine Situation zu haben. „Wenn ich keine Mutter werde oder bin, wer oder was bin ich dann?" Es ist unser Ego, das uns als Arm oder Reich, Gebildet oder Ungebildet, Dick oder Dünn, Gut oder Böse, Schön oder Hässlich, Mutter, Ehefrau usw. definiert. Durch unser Ego definieren wir uns selbst. Wie ist Ihre Selbstdefinition? Leider definieren sich viele Menschen eher negativ als positiv.

Arbeit als Stressursache

Viele Frauen sind heutzutage berufstätig und arbeiten in einem stressigen Umfeld. Um die gesamte Arbeit bewältigen zu können, haben es sich viele angewöhnt, sich noch Arbeit mit nach Hause zu nehmen. So bleibt wenig Zeit zum Entspannen und Abschalten. Für die Zukunft soll es verpönt sein, sich Arbeit mit ins Bett zu nehmen. Buchhaltertabellen im Bett sowie Computer sind nicht nur Lusttöter, sie lassen Ihnen auch keine Zeit zum Ausspannen. Ein Bett dient zum Schlafen und soll gemütlich für das Liebesspiel sein. Umherliegende Blätter und Taschenrechner sind für Ihren Partner nicht sehr anregend. Viele Paare haben Erfolg, wenn sie richtig abschalten. Ein Klimawechsel kann Wunder bewirken. Buchen Sie eine gemütliche Reise, bei der Sie beide sich richtig entspannen können. Arbeit, Handy und Computer lassen Sie zu Hause. Und selbstverständlich auch Mutti und Omi. Genießen Sie die Zeit zu zweit, entspannen Sie und lassen Sie los.

Stress und negative Einstellungen

In einer Studie bei Frauen, die mit IVF (In-Vitro-Fertilisation) behandelt wurden, sollte eine Frage geklärt werden: „Wirkt sich Stress auf die Fruchtbarkeits- und Schwangerschaftsraten aus?" Die Wissenschaftler untersuchten, ob Stress in der Lebenssituation der Patientin oder durch die IVF-Behandlung ihre Fähigkeit, schwanger zu werden beziehungsweise ein Kind auszutragen, negativ beeinflusst. Dazu wurden Frauen gebeten, Fragebögen zu folgenden Fragen auszufüllen: Stimmungen, ihre Gefühle in Bezug auf die Infertilität, ihre Erwartungen und den Erfolg der IVF,

Unterstützung im Umfeld, Art des Umgangs mit der Situation und allgemeine Stressbelastung. Die Fragebögen wurden vor und nach der Hormonbehandlung und vor dem Embryonentransfer ausgefüllt. Als Ergebnis zeigte sich, dass Frauen, die optimistischer waren, schwanger zu werden, insgesamt unter weniger Stress litten. Sie produzierten eine höhere Anzahl an Eizellen, die auch befruchtet wurden. Die Schwangerschaftsrate lag bei diesen Frauen höher als bei jenen, die weniger optimistisch waren und mehr Stress aufwiesen.[15]

Lifestyle-Fehler

Rauchen

Dass Rauchen in der Schwangerschaft dem Ungeborenen schadet, ist allgemein bekannt. Allerdings wirken sich die schädlichen Inhaltsstoffe der Zigarette bereits vor der Schwangerschaft, also in der Zeit der Empfängnis, auf das ungeborene Kind aus. Einerseits verschlechtert Rauchen die Qualität der Spermien und reduziert die Anzahl der lebensfähigen Samenzellen. Andererseits wird auch der weibliche Zyklus beeinflusst. So ist etwa die Chance für Raucherinnen auf die erfolgreiche Durchführung einer künstlichen Befruchtung deutlich geringer als bei abstinenten Frauen. Entgegen der weit verbreiteten Überzeugung kann sich auch passives Rauchen negativ auswirken, denn der Tabakrauch in der Raumluft enthält die gleichen giftigen und krebserregenden Inhaltsstoffe wie der direkt inhalierte Rauch.

Neben Nikotin werden durch das Zigarettenrauchen etwa 4.800! weitere Chemikalien inhaliert, die teilweise schwere gesundheitliche Schäden verursachen können. Mehr als 70 dieser Inhaltsstoffe stehen im Verdacht, krebserregend zu sein. Zu ihnen zählen Teer, Arsen, Benzol, Kadmium, Blausäure, Blei und Kohlenmonoxid. Von den Zigarettenherstellern werden bis zu 600 Stoffe zugesetzt, um das Rauchen attraktiver zu machen. Zusätze wie zum Beispiel Ammoniak sorgen für eine schnellere Aufnahme des Nikotins in den Blutkreislauf und damit zu einem schnelleren Anfluten der Wirkung im Gehirn („Kick"). Der Zusatzstoff Menthol mildert den Husten- und Schmerzreiz und ermöglicht dadurch auch Kindern ein tieferes Inhalieren des Rauchs. Mit Hilfe verschiedener Zuckerarten überdecken die Tabakkonzerne den strengen Tabakgeschmack, um das Rauchen angenehmer zu machen.

Bei Rauchern sind sehr ungünstige Wechselwirkungen mit anderen Stoffen bekannt, die das Krebsrisiko zusätzlich erhöhen. So ist der gleichzeitige Genuss von Alkohol während des Rauchens besonders tückisch: Alkohol wirkt als Lösungsmittel und beschleunigt die Aufnahme der krebserregenden Tabakinhaltsstoffe in den Organismus. Trotzdem greifen in Österreich noch immer 20 bis 30 Prozent der Schwangeren zum nikotinreichen Giftstäbchen.[16]

Risiken für das Ungeborene:

- Häufigere Fehlgeburten,
- Lösung des Mutterkuchens von der Gebärmutter (Plazentalösung), Folge davon sind: Fehlgeburt, Totgeburt oder Frühgeburt,
- langsameres Wachstum ,
- erhöhtes Risiko für die Entwicklung einer Lippenspalte (Spalte in der Mitte der Oberlippe, die sich in Richtung Nase ausdehnt),
- generell häufigere Früh- und Totgeburten,
- geringeres Geburtsgewicht.

Folgende Krankheiten treten bei Kindern von rauchenden Schwangeren häufiger auf:

- Plötzlicher Kindstod (plötzlicher Tod des Säuglings ohne Ursache, auch hier spielt das Passivrauchen während der Schwangerschaft und danach eine Rolle),
- schlechtere Lungenfunktion,
- Asthma und Allergien,
- Infektionen des Atmungstrakts (zum Beispiel Lungenentzündung oder Bronchitis),
- Mittelohrentzündungen,
- Übergewicht,
- Diabetes mellitus, Typ II (Zuckerkrankheit),
- Herz-Kreislauferkrankungen.

Macht Cola unfruchtbar?

Die dänische Forscherin Prof. Tina Kold Jensen untersuchte mit ihrem Team die Spermienqualität von 2554 Männern. Man verglich, wie sich Koffein auf die männliche Fruchtbarkeit auswirkt. Die Studienteilnehmer waren Kaffee- und Colatrinker. Untersucht wurde die Qualität der Spermien (nicht deren Beweglichkeit). Männer, die eine bis drei Tassen Kaffee am Tag tranken, zeigten keine Verschlechterung. Erst ab 800 mg Koffein (entspricht acht bis zehn Tassen Kaffee) war ein geringer Qualitätsverlust der Spermien zu messen. Bei den Colatrinkern sah es anders aus. Nahmen diese etwa 800 mg Koffein oder mehr zu sich, waren Samenqualität und Spermienmenge deutlich geringer. Die Wissenschaftler stellten fest, dass die Ursache für die zunehmende Unfruchtbarkeit von Colatrinkern nicht am Koffein, sondern an den Inhaltsstoffen der Cola lag. Will man 800 mg Koffein mittels Cola zu sich nehmen, muss man über zwei Liter trinken. Laut Firmenangaben enthalten 100 ml Cola 10,6 g Zucker, das entspricht bei zwei Litern Cola 72 Stück Würfelzucker. Eindeutig haben Colatrinker einen ungesunden Lebensstil. Außerdem stellten die Wissenschaftler fest, dass sich Colakonsumenten insgesamt schlechter ernähren, weniger bewegen, unter Stress leiden und im Sitzen arbeiten. Diese Lifestyle-Faktoren wirken sich negativ auf die Spermienqualität aus.

Ein Gläschen in Ehren wird niemand verwehren. Sollten Sie sich Kinder wünschen, ist es anzuraten, diesen klebrigen Softdrink nicht literweise in sich hineinzuschütten.[17]

Boxershorts für fitte Spermien

Die richtige Unterhose hat einen Einfluss auf die Spermienanzahl. Männer, die lockere Boxershorts bevorzugen, haben eine höhere Spermienanzahl als jene, die sich für die engen, hodenquetschenden Slips entscheiden.[18]

Fünf bekannte Spermientöter im Überblick:

1. Zu hohe Hodentemperatur
   Obwohl Hoden sehr empfindlich sind, baumeln sie im Schritt. Damit Spermien gedeihen können, benötigen sie eine Temperatur, die zwei bis drei Grad unterhalb der Körpertemperatur liegt. Das erreicht das Hodengewebe durch ein ausgeklügeltes Venengeflecht und die Luftzirkulation um die Hoden. Bei Fieber kommt zum Beispiel das Kühlsystem aus dem Takt, und auch die Spermaproduktion leidet darunter. Bereits Kleinigkeiten können die Hodentemperatur in die Höhe treiben. Wer lange sitzt und nicht hin und wieder über den Gang flaniert, schadet seiner Spermienproduktion genauso wie der Träger von engen Unterhosen. Liegen die Hoden am Körper an, werden sie erwärmt. Außerdem fehlt die kühlende Zirkulation. Ebenfalls schädlich sind Vollbäder, Saunagänge, Solariumbesuche, Sitzheizungen und der warme Laptop auf dem Schoß. Da der Körper innerhalb weniger Wochen neue Samenzellen nachbildet, kann zum Beispiel der Verzicht auf das regelmäßige Vollbad ausreichen, um den Kinderwunsch auf natürliche Weise zu verwirklichen.
2. Nikotin
3. Schlechte Ernährung
   Eine Ernährung reich an Antioxidantien mit viel Vitamin C und E, Zink und Betacarotin scheint die Spermienqualität zu verbessern.[19] Wer sich gesund ernährt, gewinnt dazu. Empfehlenswert ist eine gesunde Er-

nährung mit Vollkornprodukten, Fisch, hellem Fleisch, Obst und Gemüse.

4. Medikamente und Anabolika

Eine starke Gefährdung der Spermaproduktion sind Medikamente wie Antidepressiva und anabole Steroide. Diese künstlichen Sexualhormone stecken vor allem in Haarwuchsmitteln und Präparaten zum Muskelaufbau.

5. Übergewicht

Männer, die zu viele Kilos auf den Rippen haben, sind unfruchtbarer. Ursachen sind der niedrigere Hormonspiegel von übergewichtigen Männern im Blut. Es könnte auch sein, dass Fett rund um die Hodengefäße anlagert und somit das Kühlsystem behindert.[20]

Was ist los in Ihrem Schlafzimmer?

Meine lieben Leserinnen und Leser, es ist der Schlaf gemeint, denn Schlafmangel wirkt sich negativ auf den Fortpflanzungs-Hormonhaushalt aus. Ausreichender, erholsamer Schlaf ist ein Muss für optimale Fruchtbarkeit. Bei einer Studie mit Frauen in Berufen, die keinen regelmäßigen Schlaf zulassen, zum Beispiel Flugbegleiterinnen oder Nachtschwestern, wurde festgestellt, dass der Menstruationszyklus bei 50 Prozent dieser Frauen unregelmäßig war. Im Allgemeinen liegt dieser Anteil bei nur 20 Prozent. Schlafmangel kann sich sehr stark auf unser geistiges und emotionales Befinden auswirken. Eine einzige Stunde Schlaf zu wenig über mehrere Tage kann bereits zu beträchtlichen Einschränkungen unserer kognitiven Fähigkeiten führen. Chronische Schlafstörungen über einen längeren Zeitraum hinweg können gravierende körperliche Auswirkungen nach sich ziehen, bis hin zur Depression.[21]

Finden Sie heraus, wie viele Stunden Schlaf Sie benötigen. Fachleute schätzen, dass ein Erwachsener im Durchschnitt 7,5 bis 8 Stunden Schlaf benötigt. Fühlen Sie sich tagsüber ohne künstliche Aufputschmittel, zum Beispiel das Tässchen Kaffee während des Tages, ausgeruht und frisch? Falls Sie sich mitunter schläfrig fühlen, kann es sein, dass Sie nicht genug schlafen. Für optimale Schlafverhältnisse schaffen Sie Fernseher, Computer oder andere elektronische Geräte aus dem Schlafzimmer. Auch eine helle Digitaluhr (das Zimmer sollte angenehm dunkel sein) oder ein laut tickender Wecker kann sich störend auf

Ihren Schlaf auswirken. Sorgen Sie für eine bequeme Matratze, die für Sie und Ihren Partner für ausreichend Platz sorgt. Wenn Sie nachts wiederholt durch Ihren unruhigen Partner gestört werden, sollten Sie über eine Vergrößerung des Bettes nachdenken.

Wie oft soll man Sex haben, damit es endlich klappt?

Es ist nicht ausschlaggebend, wie oft man Sex hat, sondern der richtige Zeitpunkt. Zur Errechnung Ihrer fruchtbaren Tage finden Sie Eisprungkalender im Internet. Sie können sich auch einen Zykluscomputer aus der Apotheke zur exakten Bestimmung Ihrer fruchtbaren Tage kaufen. Manche Paare konzentrieren sich zu stark auf die Produktion eines Babys, sodass sie nur rund um den Eisprung Sex haben. Dieser Stress und Unstimmigkeiten in der Partnerschaft führen oft dazu, dass keine Schwangerschaft erreicht werden kann. Es ist empfehlenswert, auch Sex außerhalb der fruchtbaren Tagen zu haben, einfach um zu entspannen.

Ernährungszusätze – Folsäure

Folsäure ist einer der wichtigsten Verbündeten für Pärchen mit Kinderwunsch. Das Vitamin kann nicht nur die Fruchtbarkeit erhöhen, es ist auch unentbehrlich für die gesunde neuronale Entwicklung des Embryos. Um Neuralrohrdefekte zu verhindern, ist es empfehlenswert, vier Wochen vor der geplanten Empfängnis Folsäure einzunehmen und dieses bis acht Wochen danach weiterzuführen. Da der Zeitpunkt der Empfängnis nicht genau geplant werden kann, heißt das, dass man am besten in der Mitte eines Monatszyklus mit der Vitamineinnahme beginnt und erst im darauffolgenden Zyklus auf die Maßnahmen zur Schwangerschaftsverhütung verzichtet. Falls aber die Monatsblutung unerwartet ausbleibt, kann ein sofortiger Beginn mit der Vitamineinnahme durchaus noch eine günstige Wirkung haben. Eine tägliche Einnahme von 800 Mikrogramm Folsäure ist empfehlenswert. Auch eine folsäurehaltige Ernährung ist anzuraten. Allerdings können Sie nur durch die Ernährung keine prophylaktische Folsäuredosis erreichen. Folsäure ist in geringen Mengen in Vollkornprodukten, grünem Blattgemüse, Roter Bete, Broccoli, Karotten, Spargel, Radieschen, Rosenkohl, Rucola, Spinat, Tomaten, Eigelb und Nüssen enthalten. Auch in Obst, Fisch und Fleisch finden sich geringe Mengen davon. Zu den natürlichen Folsäurelieferanten zählen insbesondere Hefen, zum Beispiel Backhefe mit bis zu 2.500 Mikrogramm pro 100 Gramm, Weizenkeime und Weizenkleie mit bis zu 400 Mikrogramm je 100 Gramm sowie Kalbs- und Geflügelleber mit jeweils rund 100 Mikroramm je 100 Gramm.

Auch die Herren der Schöpfung können von Folsäurepräparaten profitieren. So zeigten Männer, die ausreichend mit Folsäure versorgt waren, eine besser Samenqualität und weniger Chromosomendefekte als ihre weniger gut versorgten Geschlechtsgenossen.

Alternative Medizin –
Stärkung des zweiten Chakras (Sexualchakra)

Das Sexualchakra ist das Zentrum der Sinnlichkeit und Sexualität. Über das Sexualchakra werden die Geschlechts- und Unterleibsorgane, die Gebärmutter, die Nieren und die Blase mit Energie versorgt. Der Wirkungsbereich dieses Chakras erstreckt sich auf den gesamten Beckenraum und den Kreuzbeinbereich. Auch der Blutkreislauf, der Lymphfluss, die Samenflüssigkeit und der Urin stehen im Zusammenhang mit diesem Chakra. Außerdem reguliert es die Drüsenfunktion des Hodens und der Eierstöcke. Das Sexualchakra verkörpert Aspekte wie schöpferische Lebensenergie, Kreativität und Sexualität. Die sexuelle Energie ist verantwortlich für Arterhaltung, Fortpflanzung, Geburt und Neuschöpfung. Fließt die Energie ungehindert, fällt es uns leicht, das Leben mit allen Sinnen zu genießen.

Menschen mit einem starken Sexualchakra fallen durch ihr Selbstbewusstsein auf. Durch ihre Begeisterungsfähigkeit wirken sie anziehend auf ihre Mitmenschen. Sowohl ein Mangel als auch ein Überfluss an Energie im Sexualchakra kann zu Problemen führen: Eifersucht, permanente Ängste, Mangel an sexueller Lust oder zwanghaftes Sexualverhalten, Suchtneigung, Aggressivität und Schuldgefühle. Ursachen für ein blockiertes Sexualchakra sind nicht selten in der Kindheit zu suchen. Eltern, die alles Sexuelle tabutisieren, tragen dazu bei, die Entwicklung ihres Kindes zu behindern. Spätere Folgen können sein: Frigidität, sexuelles Desinteresse, Impotenz.

Wie kann ich mein Sexualchakra anregen?

- Chakrenatmung (siehe oben)
- Klangschalentherapie – Harmonisierung des Chakras: Die Klänge haben eine reinigende und energetisierende Wirkung und sorgen dafür, dass die Lebensenergie wieder in Fluss kommt. Blockaden und Spannungen können sich allmählich lösen. Manche Therapeuten bieten auch Paartherapien an.
- Fruchtbarkeits-Teemischung:
  50 Gramm Schafgarbe
  50 Gramm Frauenmantel
  50 Gramm Himbeerblätter
  1 Teelöffel für ¼ Liter Wasser verwenden. Als Kur für zirka sechs Wochen, danach eine Pause einlegen.
- Bachblütentherapie:
  Oak, Olive, Pine
- Aromaöle:
  Sandalwood, Myrrhe, Bitterorange, Pfeffer, Vanille
- Edelsteine:
  Koralle, Feueropal, Hyazinth, Aventurin, Goldtopas
- Geschenk für das Kind vorbereiten:
  Denken Sie über Ihr zukünftiges Kind nach und bereiten Sie ihm ein Geschenk. Das kann eine Zeichnung

sein, ein gemaltes Bild (zum Beispiel Malen nach Zahlen) oder eine Stickerei. Sie können Ihrem Ungeborenen auch einen Brief schreiben, in dem Sie ihm Ihre Gefühle mitteilen und ihm erzählen, wie sehr Sie sich auf seine Ankunft freuen. Auch ein Gedicht ist eine sehr kreative Übung, um seine Gefühle auszudrücken. All dies regt Ihr kreatives Zentrum im zweiten Chakra an. Auch das Fortpflanzungssystem und die Sexualität werden angeregt.

- Allgemeine Tipps zur Stimulierung des Sexualchakras:
  - Kontakt zum Wasser: Spaziergänge an einem See, Schwimmen, genussvolles Baden in der Wanne, Dampfbäder, sehr viel trinken.
  - Kreativität: Malen, Zeichnen, Schreiben, Tanzen, zum Beispiel Bauchtanz
  - Lebensfreude: Tantrakurse
  - Sinnlichkeit: duftende Köperöle, Aromabäder, Genuss von gutem Essen zu zweit

Das Wichtigste bei Kinderwunsch sowie bei Heilung jeglicher Erkrankung ist stets die geistige Arbeit.

Schwanger durch die Kraft der Gedanken

Eines Tages fragte mich eine gute Freundin, wie sie sich durch Unterstützung der positiven Gedanken ein Kind „herbeiwünschen" könnte. Seit mehr als einem Jahr versuchten sie und ihr Mann vergeblich, Nachwuchs zu zeugen. Spontan empfahl ich ihr, sich ein kleines Kinderbett oder eine Babywiege in ihr Schlafzimmer zu stellen. Ich riet ihr, sich jedes Mal beim Betreten des Zimmers vorzustellen, dass in diesem Bettchen ihr Kind läge. Außerdem schlug ich ihr vor, sich bereits jetzt einen Namen für das Kind auszusuchen. Als ich nach einigen Wochen zufälligerweise ihr Schlafzimmer betrat, sah ich dort eine Babywiege, die mit Schmutzwäsche, frischer Kleidung, Handtaschen und Aktenordnern vollgeräumt war. Dieses Bild erinnerte mich eher an eine Rumpelkammer als an ein Kinderbett. In diesem Zimmer sah man keine Bereitschaft für ein Baby. Gemeinsam überlegten wir, wie sie mehr Raum für ihr zukünftiges Kind schaffen könnte:

Die Wiege wurde entrümpelt. Sie kaufte eine hübsche kleine Decke mit Pölsterchen in Blau, denn sie wünschte sich einen Jungen. Aus einem Babyladen erstand sie einen entzückenden Babystrampler in Hellblau. Zu diesem Kauf musste ich sie erst überreden, denn sie wollte kein unnötiges Geld ausgeben, falls es doch nicht klappen sollte.

So sollen Sie niemals denken. Seien Sie stets davon überzeugt, dass es klappt. Ihr Kind wird in diesem Bettchen liegen, und es wird diesen Strampler anziehen. Da sie ohnehin Babyzubehör benötigen, ist es nicht umsonst gekauft.

Meine Freundin erzählte mir, dass sie sich viel Zeit beim Kauf der Babykleidung ließe. Sie ging durch den Babyladen und stellte sich geistig vor, wie entzückend ihr Baby in diesen Kleidern aussehen würde. Sie entschied sich für einige Kleidungsstücke in Blau und erzählte mir: „Als ich mit den putzigen hellblauen Höschen und Oberteilen zur Kasse ging, überkam mich ein Hochgefühl. Ich wusste, dies war die Kleidung, die ich meinem Kind anziehen würde. Mir kamen die Tränen, und die Verkäuferin sah mich verwirrt an. Eine Hochstimmung und ein totales Glücksgefühl breiteten sich in mir aus. Ich war fest davon überzeugt, dass es nun endlich klappt.

Von einer Freundin borgte ich mir eine große Puppe aus, der ich einen der blauen Strampler anzog, und legte sie in die Wiege. Jedes Mal, wenn ich ins Zimmer kam, begrüßte ich meinen „Sohn" und sprach ihn mit seinem Namen an. Ich wiegte ihn in meinen Armen und sang ihm Schlaflieder vor. Ans Fußende der Wiege setzte ich einen kleinen Teddybären, der mein Baby bewachte, wenn ich nicht im Zimmer war. Abends vor dem Schlafengehen küsste ich seine Stirn. Als mein Mann eines Tages das Schlafzimmer mit Insektenspray aussprühte, reagierte ich hysterisch, denn er hatte unseren „Sohn" in der Wiege liegengelassen. Ich beschimpfte ihn, weil er das „Baby" dem Gift ausgesetzt hatte. Für mich war er bereits real, er lag in dieser Wiege. Natürlich hatte ich ab und zu Zweifel, doch ich verdrängte sie stets schnell. Im nächsten Zyklus wurde ich schwanger und gebar einen gesunden Jungen."

Verändern Sie Ihre Einstellungen oder Ihre Sichtweise so, dass Sie sich auf das konzentrieren, was Sie sich wünschen. Seien Sie durch und durch davon überzeugt, dass Sie fruchtbar sind und das Kind, das Sie sich so sehnlichst wünschen, bereits jetzt hier ist. Durch fruchtbare Gedanken ziehen Sie Fruchtbarkeit an. Verzweifeln Sie nicht, weil es diesen Monat wieder nicht geklappt hat.

Viele Frauen vermeiden Schwangere oder Babys, weil sie dadurch an ihre Unfruchtbarkeit erinnert werden. Genau das sollen Sie nicht tun. Gehen Sie in Zukunft nicht mehr auf die andere Straßenseite, wenn Ihnen eine glückliche Mutter mit einem Kinderwagen entgegenkommt, und treffen Sie sich auch weiterhin mit Ihren schwangeren Freundinnen. Suchen Sie die Nähe von Kindern, Babys und Schwangeren. Säuglinge und Schwangere senden eine Schwingung von Fruchtbarkeit und Schwangerschaft aus, und genau das brauchen Sie jetzt. Glauben Sie fest an Ihre Fertilität und streichen Sie den Satz: „Ich werde nie ein Kind bekommen!" aus Ihrem Repertoire.

Können Sie fühlen, was Sie durch diesen Satz sagen? Sie wünschen sich, niemals ein Kind zu bekommen. Sie schreien es förmlich in die Welt hinaus, sodass jeder es hören kann – auch das Universum. Wie ist die Antwort? Sie werden nicht schwanger. Vielleicht mögen Sie einwenden, dass Sie jeden Tag daran denken, endlich Mutter zu werden, das Baby hat sich aber noch immer nicht manifestiert. Nur daran denken reicht nicht aus. Sie müssen wirklich davon überzeugt sein und fest an Ihr Baby glauben. Richten Sie Ihr Augenmerk auf das Ergebnis (das Baby) und nicht auf den Weg dahin. Überlassen Sie es dem Universum, zu handeln. Sagen Sie „Ja" zum Baby und zweifeln Sie nicht an der Macht des Universums. Sagen Sie „Ja, ich will Mutter sein, ich will ein Kind!" Damit geben Sie dem Universum klare Anweisungen. Haben Sie keine Zweifel, ob Sie eine gute Mutter, ob Sie der Aufgabe, ein Kind zu erziehen, gewachsen sein werden, ob Ihre Arbeit darunter leiden wird oder Ihre Ehe. Keine Unschlüssigkeit mehr, kein „Vielleicht", kein Zögern mehr. Haben Sie niemals Zweifel und agieren Sie so, als wären Sie bereits jetzt schwanger.

Handeln Sie so, als wären Sie bereits jetzt schwanger

Kaufen Sie Babyware, zum Beispiel Kleidung, Flaschen, Kosmetikartikel oder einen Kinderwagen und lassen Sie sich im Geschäft inspirieren. Stellen Sie sich vor, wie Sie Ihrem Kind die Kleidung anziehen, mit dem duftenden Shampoo seinen kleinen Kopf waschen oder Creme auf der weichen Haut verteilen. Bereiten Sie in Ihrer Vorstellung die Babymilch zu und stellen Sie sich vor, wie Ihr Baby mit einem Schnuller im Mund aussieht. Schieben Sie beim Spazierengehen geistig einen Kinderwagen vor sich her. Achten Sie auf die Gefühle, die Sie dabei haben. Zweifeln Sie niemals, dass Sie dies alles tun werden. Wichtig ist, sich alles positiv vorzustellen und gute Gefühle dabei zu haben. Diese hoffnungsvollen Gefühle zeigen dem Universum, dass Sie bereit für das Baby sind.

Laden Sie Freundinnen ein und blättern Sie gemeinsam in Babykatalogen, denken Sie über ein neues Kinderzimmer nach, und wenn Sie ganz „mutig" sind, richten Sie es bereits jetzt ein. Zur mentalen Unterstützung bevorzugen Sie Rosa, wenn Sie sich ein Mädchen wünschen, und Blau für einen Jungen. Wenn Sie der Meinung sind: „Egal, Hauptsache gesund", statten Sie das Zimmer in einer neutralen Farbe wie Weiß, Gelb oder Hellgrün aus. Kaufen Sie sich ein Namensbuch, und suchen Sie sich einen Namen für Ihr Kind aus. Veranstalten Sie mit Ihren Freundinnen eine Geburtstagsparty für Ihr Baby. Sie sind bereits jetzt schwanger! Tun Sie alles, was Ihnen dabei hilft, sich

Ihr Baby als real vorzustellen. Schalten Sie Ihren Lebensrhythmus einen Gang niedriger, denn eine Schwangere (und auch künftig Schwangere) braucht mehr Ruhe als sonst. Schaffen Sie bereits jetzt Platz für den neuen Erdenbürger in Ihrem Leben.

Liebe Leserinnen, bitte verstehen Sie mich nicht falsch: Auf eine unbefleckte Empfängnis dürfen Sie nicht hoffen. Also ran an den Mann!

Erbkrankheiten

Gene steuern unser Leben

(Ist das medizinische Wissen inkomplett?)

Gene (Erbanlagen) entscheiden, wie wir aussehen, welche Fähigkeiten wir haben und welche Krankheitsrisiken wir in uns tragen. Die Medizin sagt, dass wir Menschen von unseren Genen (Erbanlagen) kontrolliert werden (Genetik = Vererbungslehre). Bei der Geburt haben wir entweder gute Gene mitbekommen (gesunder Mensch) oder schlechte (kranker Mensch). Erbkrankheiten werden von den Vorfahren an die Nachkommen weitergegeben. Erbkrankheiten sind zum Beispiel familiäre Hypercholesterinämie (hohes Cholesterin in der Familie, Patienten versterben jung an Herzinfarkt oder Schlaganfall), Rot-Grün-Blindheit (umgangssprachlich als Farbenblindheit bezeichnet), Mukoviszidose oder Zystische Fibrose (zähflüssiger Schleim in den Bronchien, chronischer Husten, schwere Lungenentzündungen), Eisenspeicherkrankheit (erhöhte Aufnahme von Eisen und dadurch Schädigung von vielen Organen) und viele mehr.

Diverse Erkrankungen werden nicht im Sinne einer klassischen Erbkrankheit vererbt, sondern ihr Auftreten kann durch eine familiäre Veranlagung oder Anfälligkeit bedingt sein. Vielleicht gibt es auch in Ihrer Familie eine „Erbkrankheit?"

Man zählt dazu (ch nenne nur einige, die Liste ist „unzählig"):

- Adipositas (Fettsucht),
- diverse Allergien,
- Bluthochdruck,
- Depression,
- Diabetes Mellitus (Zuckerkrankheit),
- Großzehenabweichung (Hallux valgus),
- Haarausfall (permanenter Ausfall, Haare wachsen nicht mehr nach),
- Herzfehler,
- Herzinfarkt,
- diverse Krebserkrankungen,
  zum Beispiel erblicher Dickdarmkrebs, erblicher Prostatakrebs, erbliches Mammakarzinom (Brustkrebs), erbliches Ovarialkarzinom (Eierstockkrebs), familiäre Schilddrüsenkarzinome, erbliche maligne Melanome (schwarzer Hautkrebs),
- Laktoseintoleranz (Milchzuckerunverträglichkeit),
- Migräne,
- Multiple Sklerose (Entmarkungserkrankung des Gehirns),
- Morbus Parkinson (Schüttelkrankheit),
- Osteoporose,
- Psoriasis (Schuppenflechte),
- Rheuma,
- Schizophrenie (schwere psychische Erkrankung),
- Schlaganfall,
- Taubheit,
- Vitiligo (Weißfleckenkrankheit).

Die Medizin lehrt, dass Gene den Körper kontrollieren und steuern. Das heißt, wenn in unserer Familie einige Personen an einer bestimmten Erkrankung leiden, die bereits von Generation zu Generation weitergegeben wurde, können wir nichts dagegen tun. Wir zucken mit den Schultern und meinen: „Was soll ich dagegen tun? Es liegt eben bei uns in der Familie!" Dadurch fühlen wir uns dem Schicksal ausgeliefert und sind Opfer unserer Erbanlagen, die wir von unseren Eltern mitbekommen haben. Dies macht uns Angst und machtlos. Außerdem unterstreicht der Hausarzt noch die Ängste, wenn er meint: „Die Oma hohen Blutdruck, der Papa litt bereits in jungen Jahren an hohem Blutdruck, also ist es wahrscheinlich, dass auch die nächste Generation an dieser Erkrankung leiden wird." Geht man davon aus, dass ein bestimmtes Leiden ohnehin vererbt wird und man nichts dagegen tun kann, macht uns das unverantwortlich. „Mir sind die Hände gebunden, ich kann doch nur warten, bis es mich auch erwischt!"

Unser Umfeld steuert das Leben

Die Meinung, dass wir mit hängendem Kopf auf unser Schicksal warten müssen, wird von der Epigenetik (wörtlich: zusätzlich zur Genetik) widerlegt. Durch Studien konnte man untermauern, dass unsere Erbanlagen (Gene) durch Umweltfaktoren gesteuert werden. Was versteht man unter Umweltfaktoren? Es ist das Umfeld, in dem wir leben. Unsere Lebensumstände, Umwelteinflüsse, Ernährung, aber auch der Einfluss unserer Mitmenschen, unsere Arbeit, Gedanken und Gefühle sind dafür verantwortlich, ob wir gesund oder krank sind.

Epigenetiker haben herausgefunden, dass es unser Umfeld ist, das das Verhalten unserer Körperzellen verändert. Dabei bleiben die Gene unverändert. Die Gene haben keine Kontrolle, ob eine bösartige Erkrankung entsteht oder der Patient gesund bleibt. Wer kontrolliert, ob zum Beispiel das Gen für Bluthochdruck gelesen wird? Wir selbst sind es durch unsere Wahrnehmung. Wie wir unsere Umwelt wahrnehmen und darauf reagieren, ist für unseren Gesundheits- oder Krankheitszustand wichtig. Somit sind wir keine Opfer unserer Gene, sondern jeder Mensch steuert und kontrolliert seine Gene durch seine eigene Wahrnehmung.

Formen der Wahrnehmung:

- Wahrnehmung der Außenwelt,
- Wahrnehmung des eigenen Körpers,

- Wahrnehmung von Körperlage und -bewegung im Raum,
- Wahrnehmung von Organtätigkeiten.

Die Wahrnehmung der Außenwelt bezieht sich insbesondere auf unsere „fünf" Sinne wie Riechen, Sehen, Hören, Schmecken und Fühlen. Das Fühlen (Tastsinn) wird eingeteilt nach Wahrnehmungen wie Berührung, Schmerz, Temperatur sowie das aktive Erkennen (haptische Wahrnehmung) und das passive „Berührt-Werden" (Oberflächensensibilität). Grundsätzlich ist es auch sinnvoll, weitere Sinne wie Gleichgewichtssinn und Zeitsinn zu definieren. In der Psychologie kennt man die Begriffe von Selbst- und Fremdwahrnehmung.

Selbstwahrnehmung: Überzeugungen, die wir von uns selbst beziehungsweise von unserem Empfinden und Verhalten haben.

Fremdwahrnehmung: Eindrücke, die andere von uns gewinnen.

Sind diese Wahrnehmungen nicht ansatzweise deckungsgleich, kann zu es Problemen in der zwischenmenschlichen Kommunikation kommen.

Unterschiedliche Wahrnehmung *oder*
das schielende Huhn

Es war einmal ein stark schielendes Huhn. Weil es schielte, sah es die ganze Welt ein wenig schief. Deshalb glaubte es auch, die Welt sei tatsächlich schief. Alles erschien dem Huhn schief, sogar der Hahn und die anderen Hühner. Das schielende Huhn lief stets etwas schräg und plumpste häufig gegen Wände und Bäume. An einem windigen Tag spazierten die Hühner am schiefen Turm von Pisa vorbei. „Schaut her", gackerten die Hühner, „der Wind hat den Turm schiefgeblasen." Dies verwunderte das schielende Huhn sehr, denn es konnte nichts Schiefes am Turm erkennen – im Gegenteil, er schien völlig gerade zu stehen. Es sagte aber nichts und dachte sich nur, dass wohl die anderen Hühner schielen müssten.[22]

Jeder Mensch hat seine eigene Wahrnehmung, lebt in seiner eigenen Welt, und vielleicht erscheint dem einen oder anderen auch einiges schief, was eigentlich gerade ist, oder umgekehrt. Man kann mit guten Genen geboren werden und sich durch falsche Wahrnehmung seinen Krebs, Bluthochdruck, Diabetes oder andere Leiden selbst erzeugen. Menschen können mit schlechten Genen geboren werden und durch ihre Wahrnehmung normal sein. Diese Erkenntnis gibt den Menschen die Verantwortung für ihr Leben zurück.

Sie sind es, der entscheidet, ob Sie die Krankheit annehmen oder nicht. Wer lange nach seiner Krankheit sucht, kann sich diese erschaffen. Epigenetiker meinen, dass 95 Prozent von Krebs durch epigenetische Kontrolle entstehen. Wahrnehmung kontrolliert die Gene und somit unser Leben. Sagt jemand zu uns: „Sie werden dieselbe Krebserkrankung bekommen wie Ihre Mutter" (weil es in der Familie liegt, an diesem Krebs zu erkranken) und Sie glauben das, ist die Wahrscheinlichkeit groß, diesen Krebs zu bekommen. Durch Ihren Glauben (an die Worte des Arztes) erschaffen Sie die Krankheit. Jeder Mensch hat eine andere Wahrnehmung, deswegen erkranken meistens nicht alle Familienangehörigen an der Erkrankung, die von Generation zu Generation vererbt wird. Die Bereitschaft zum Erkranken liegt in unserem Unterbewusstsein, das von Kindesbeinen an von unserer Umwelt und unseren Eltern gefüttert wurde.

Woher kommt die Wahrnehmung?
* Instinkte: zum Beispiel der Saugreflex des Babys; man muss ihm nicht beibringen, wie es an der Brust trinkt, sondern das Baby weiß es automatisch von Geburt an.
* Unterbewusstsein: Das Unterbewusstsein speichert erlernte Gewohnheiten und Lebenserfahrungen.

Beispiel, wie sich Ängste von den Eltern auf die Kinder übertragen:
Säuglinge haben den natürlichen Instinkt zu schwimmen. Warum müssen wir dann als Kind mühsam schwimmen lernen? Viele Eltern fürchten, dass ihr Kind ertrinken könnte, denn Wasser ist gefährlich. Jedes Mal, wenn das

Kind sich einer Wasserstelle nähert, schreien sie ängstlich auf. Das Kind schaut die Eltern an (meistens in die Augen) und sieht Angst. Dadurch lernt es, dass im Wasser Gefahr lauert. Will man seinem Kleinkind das Schwimmen beibringen, schreit es lauthals, weil es glaubt, zu ertrinken. Es hat eine angelernte Angst vor dem Wasser, übernommen von seinen Eltern.

Kinder lernen, indem sie die Eltern beobachten. Spielt das Kind zum Beispiel auf dem Spielplatz und stürzt, sieht es zuerst zu seinen Eltern. Machen diese ein entsetztes Gesicht, weint das Kind (Gefahr). Lachen die Eltern oder sehen unbesorgt aus, steht das Kind in den meisten Fällen auf und spielt unbesorgt weiter.

Mütter haben bereits während der Schwangerschaft einen großen Einfluss auf ihr ungeborenes Kind. Gefühle, Stimmungsschwankungen, Ängste oder Sorgen werden von ihr auf das Ungeborene übertragen, was den Charakter des Kindes formt. Eine mittellose schwangere Mutter, die unter finanziellen Problemen leidet, jeden Euro zweimal umdrehen muss, bevor sie ihn ausgibt, und angstvoll in die Zukunft blickt, hat sicherlich einen anderen Einfluss auf das Ungeborene wie eine Mutter, die eine sorgenfreie, entspannte und glückliche Schwangerschaft durchlebt.

Möglicherweise haben Sie mehrere Kinder, die unterschiedliche Charaktere haben. Denken Sie einmal über die Lebensumstände während Ihrer Schwangerschaft nach. Waren Sie damals glücklich und entspannt, voller Hoffnung, oder gestresst, wütend, überfordert oder traurig? Alle diese Emotionen wurden auf Ihr Kind übertragen.

Selbstverständlich ist nicht nur die Mutter verantwortlich für den Charakter des Kindes, sondern auch der Vater hat einen schwerwiegenden Einfluss. Ärgert der Vater die Mutter oder tut ihr Leid an, wird diese Emotion auf das Kind übertragen. So gesehen sind das Umfeld, die Gedanken und Gefühle der Mutter und der Familie prägend für das Kind. Über das Blut der Mutter werden Emotionen und Stresshormone durch die Plazenta auf den Fötus übertragen.

Es ist wichtig, was eine Schwangere während der Schwangerschaft denkt, fühlt oder mit wem sie Umgang hat. In den alten Lehrbüchern der Chinesischen Medizin wird geraten, dass eine schwangere Frau nur Umgang mit ihr gut gesonnen Menschen haben und glücklich, zufrieden und besonnen ihre Schwangerschaft erleben sollte. Jeglicher Umgang mit negativen Menschen oder Umständen war verboten. Auch negatives Sprechen war nicht erlaubt.

Emotionale Muster gehen bereits im Mutterleib auf das Ungeborene über. Wir wurden bereits von unserer Umwelt und unseren Eltern geprägt, bevor wir das Licht der Welt erblickten. Ist die Mutter zum Beispiel ständig zornig, hat Wutausbrüche und schreit, hört und fühlt das Ungeborene das bereits im Mutterleib. Ist das Kind auf der Welt, wird die Mutter weiterhin zornig sein und diese Eigenschaften auf das Kinder übertragen, das heißt, es ihm anlernen. Die Eltern prägen das Kind stark, denn dieses ist ständig mit ihnen zusammen und gewöhnt sich das Verhalten der Eltern an. Vielleicht auch deshalb der Spruch: „Der Apfel fällt nicht weit vom Stamm.“

Nach dem Zweiten Weltkrieg wurde in den Niederlanden eine Studie durchgeführt, die die Beeinflussung von Krieg, Hunger und Angstgefühle auf die kommenden Generationen darstellen sollte. Man fand heraus, dass schwangere Mütter, die während des Kriegs an Hunger gelitten hatten, diese Angstgefühle auf ihre Kinder und diese als Erwachsene wiederum auf die nächste Generation weitergaben. Das bezeichnet man als Großmuttereffekt. Damit meint man, dass zwei Generationen beeinflusst werden.[23]

Wenn unsere Gedanken und Emotionen Einfluss auf ein Kind im Mutterleib nehmen, können wir auch davon ausgehen, dass unsere täglich ausgelebten Gefühle und Gedanken unser Leben und das anderer beeinflussen.

In den ersten fünf Jahren befindet sich ein Kind im „programmierbaren Zustand". Sein Bewusstsein setzt erst ab dem sechsten Lebensjahr ein. Durch Beobachten lernt man als Kind von der Familie den Umgang miteinander, kulturelle Einflüsse usw. Zu einem großen Teil sind wir das, was uns als Kind „einprogrammiert" wurde. Wurden wir als dumm bezeichnet, glauben wir auch noch als Erwachsene, dumm zu sein. Sagte man uns, wir seien klug, sind wir davon überzeugt. Wir sind so lange von unserem unterbewussten Programm überzeugt, bis wir es aktiv ändern.

Geht eine schwangere Frau zum Kinderarzt, fragt dieser nach dem Gewicht der Mutter, interessiert sich für den Blutdruck, misst die Größe des Kindes per Ultraschall, verschreibt Vitamine und Eisenpräparate, aber niemand sagt der Mutter, dass ihr Gemütszustand Einfluss auf die Entwicklung des Ungeborenen hat. Sehr wichtig ist es, Stress in der

Schwangerschaft zu vermeiden. Stresshormone (Katecholamine und Glukokortikoide) werden als Anpassungsreaktion des Körpers auf besondere Belastungen freigesetzt. Die eigentliche Funktion der Stresshormone ist das Freisetzen der Energiereserven des Körpers als Vorbereitung auf eine bevorstehende Flucht oder einen Kampf. Beides sind unmittelbare Reaktionen auf eine Stresssituation.

Bei Stress wie schwerer körperlicher Arbeit, Lärm, Leistungssport, psychischen und geistigen Belastungen (zum Beispiel Angst) oder schweren Krankheiten werden Stresshormone freigesetzt. Steht die werdende Mutter unter Stress, werden Stresshormone durch die Plazenta in den kindlichen Kreislauf geschwemmt. Dadurch werden beim Ungeborenen dieselben Reaktionen wie bei der Mutter hervorgerufen. In einer angespannten Umgebung fließt das Blut des Fötus stärker zu den Muskeln und dem Hinterhirn, um die Körperteile zu versorgen, die für ein Fluchtverhalten nötig sind (Arme und Beine). Dadurch fließt weniger Blut zu den Eingeweiden, und die Stresshormone unterdrücken auch die Funktion des Vorderhirns. Für den Fötus ist es wichtig, dass alle seine Organe und Gewebe gut versorgt werden. Steht eine werdende Mutter unter ständigem Stress, hat das eine deutliche Auswirkung auf die Blutverteilung ihres ungeborenen Kindes und beeinflusst die Physiologie des zukünftigen Menschen.[24]

Auch für die geistige Entwicklung des Kindes im Mutterleib spielen Umweltfaktoren eine große Rolle. Es ist bekannt, dass sich Alkohol- und Nikotingenuss während der Schwangerschaft ungesund auf das Ungeborene auswirken. Diese Gifte führen zu vermindertem Geburtsgewicht und beeinflussten auch den IQ. Eltern sollte klar sein, dass sie bereits vor der Geburt auf das Kind einwirken können. Diese IQ-Veränderungen sind kein Zufall, sondern stehen in direktem Zusammenhang mit der veränderten Blutversorgung im Gehirn unter Stress.[25]

Wichtig für Kinder sind Liebe und viel Körperkontakt. In friedlichen Kulturen haben Eltern ihre Kinder den ganzen Tag am Körper oder sind immer in der Nähe. In Kulturen, die ihren Kindern diesen Kontakt verweigern, gibt es mehr Gewalt. In Bevölkerungen, in denen Kinder wenig Berührung erfahren, leiden viele Menschen unter somatosensorischen Gemütsstörungen. Darunter versteht man beispielsweise die Unfähigkeit, aufwallende Stresshormonschübe zu unterdrücken – ein Vorläufer von Gewalttätigkeit.[26]

Falls Sie Kinder haben und das schlechte Gewissen Sie nun plagt, weil Sie einiges falsch gemacht haben, kann ich Ihnen versichern, dass es vielen Menschen so geht. Kindererziehung ist nicht einfach. Sie sind für Ihr und das Leben Ihrer Kinder (geboren oder ungeboren) verantwortlich. Allerdings sind Sie für alles in Ihrem Leben erst dann voll verantwortlich, wenn Sie erkannt haben, dass Sie es sind, der/die sein/ihr Leben durch seine Gedanken, Gefühle und Wahrnehmungen gestaltet. Erst nachdem Ihnen bewusst geworden ist, welche Fehler Sie machen oder gemacht haben und ihr Verhalten nicht ändern, handeln Sie bewusst verantwortungslos.

Bewusstsein bedeutet kreatives, selbstbestimmendes Programmieren unserer Gedanken. Sie können bewusst Ihre Lebenserfahrung neu schreiben, zum Beispiel indem Sie einige Dinge in Ihrem Leben, die Ihnen nicht gefallen, ändern oder neue annehmen. Wenn Sie nicht bewusst auf Ihr Hier und Jetzt achten, werden Sie durch Ihr Unterbewusstsein gesteuert.

Ein typisches Beispiel, wie wir täglich mit dem Unterbewusstsein arbeiten, ist das Autofahren. Sicherlich erinnern Sie sich noch an Ihre ersten Fahrstunden, wie nervös Sie dabei waren, denken mit Schrecken an Ihre schweißgebadeten Hände und an den vor Anspannung und Angst steifen Nacken. Damals lenkten Sie zu 100 Prozent bewusst das Auto. Wenn Sie heute in Ihr Fahrzeug steigen, hören Sie Radio, sprechen mit Ihren Beifahrern, erzählen von den Neuigkeiten des Tages und lesen die Plakate auf der Straße. Ganz sicher steuern Sie nicht bewusst Ihr Auto. Es wird durch Ihr Unterbewusstsein gelenkt. So ist es auch mit unserem Leben. Natürlich ist viel an Ihrem Tagesablauf Routine, trotzdem können Sie sich bewusst werden, welche Dinge Ihrer Gesundheit schaden. Es könnte der Groll sein, den Sie seit Jahren in Ihrem Herzen tragen, der Neid gegenüber anderen, Hass, Eifersucht, Kritiksucht...

Hat Ihnen schon einmal jemand gesagt, dass Sie Ihrer Mutter von Tag zu Tag ähnlicher werden? Erbost meinen Sie, dass das doch nicht stimmen kann, Sie seien ganz anders als Ihre Mutter. Oder doch nicht? Wie kommt dieser Mensch darauf, so etwas zu sagen? Viele unserer Handlungen und Äußerungen kommen aus unserem Unterbewusstsein. Unbewusst verhalten wir uns wie unsere Eltern oder andere enge Bezugspersonen. Wir selbst können unser Verhalten nicht erkennen, weil wir auf „Autopilot" geschaltet haben. Unser Unterbewusstsein erschafft unsere Realität aus seiner Programmierung.

Beispiel Brustkrebs bei eineiigen Zwillingen

Die Besonderheit von eineiigen Zwillingen besteht darin, dass sie identische Erbinformationen besitzen. Müssen sie dann auch das gleiche Schicksal erleiden, zum Beispiel Brustkrebs?

Auch Ärzte sind mittlerweile der Meinung, dass die Gene allein nicht so bedeutend für die Entstehung einer Erkrankung sind. Prof. Klaus Friese, Direktor der Uni-Frauenklinik in München-Großhadern, meint dazu: „Die Gene spielen nur eine kleine Rolle." Wenn ein Zwilling an Brustkrebs erkrankt, bedeutet das nicht, dass beide unausweichlich krank werden. Die Gene spielen mit acht bis zwölf Prozent eine geringere Rolle als der Lebensstil. Auch Ernährung und vorgeburtliche Ernährung scheinen eine Rolle zu spielen.[27]

Schlangenbisse, Feuerproben und Gifttrinken

Anhänger der Free Pentacostal Holiness Church erregen immer wieder Aufsehen, indem sie ihren Glauben durch Mutproben beweisen. So trinken sie Strychnin in toxischen Mengen, ohne körperliche Anzeichen zu zeigen, hantieren mit Giftschlangen oder mit offenem Feuer, ohne Verbrennungen zu erleiden. Durch ihren starken Glauben sind sie fest davon überzeugt, dass ihnen nichts geschehen kann. Sie fühlen sich durch Gott geschützt. Die Anhänger trinken giftiges Strychnin, und ihr Körper verträgt es problemlos. Diese Rituale werden von Generation zu Generation übertragen, indem die Kinder ihre Eltern beobachten. Dadurch sind auch die Kinder der festen Überzeugung, dass Gott sie schützt, und es geschieht ihnen nichts.[28]

Dies soll bitte kein Aufruf sein, sich in die nächste Löwengrube zu werfen und den Kopf ins Maul eines hungrigen Löwen zu stecken. Ebenso wenig sollten Sie Ihren Giftkasten ausräumen und alle Fläschchen auf Ex trinken. Möglicherweise ist Ihr Glaube diesbezüglich nicht so stark. Mir ist klar, dass diese Praktiken von wenigen Extremisten durchgeführt werden, doch sie zeigen, wozu der menschliche Geist imstande ist.

Wenn es auch in Ihrer Familie Krankheiten gibt, die gehäuft vorkommen, können Sie jetzt erkennen, dass Sie diese Erkrankung abwehren können. Beschäftigen Sie sich nicht mit der Krankheit und, vor allem, haben Sie keine Angst, dass Sie auch erkranken könnten. Denn genau diese Angst zieht das Leiden an. Es ist die falsche Wahrnehmung, die Sie erkranken lässt. Ich fordere Sie auf, sich Ihre „Erbkrankheiten" (zum Beispiel hoher Blutdruck, Diabetes, Übergewicht) anzusehen. Überlegen Sie, ob es sein kann, dass Sie (oder die betroffene Person) diese durch falsche Wahrnehmung angenommen hat.

Selbstverständlich läuft diese falsche Wahrnehmung unbewusst ab. In meiner Familie gibt es „den Hexenschuss." Seit meiner Kindheit kann ich mich erinnern, dass meine Mutter an Hexenschuss litt. Mehrmals im Jahr lag sie einige Tage mit schmerzgeplagtem Gesicht im Bett und litt (bis heute). Ich erinnere mich auch an mehrere Schmerzanfälle meines Vaters vor einigen Jahren. Heute bin ich davon überzeugt, dass die vielen Rückenschmerzen und Hexenschüsse, die ich im Laufe meines Lebens durchlebt habe, eine von meinen Eltern übernommene Programmierung waren. Der „vorgelebte Hexenschuss" meiner Mutter hatte sich in mein Unterbewusstsein einprogrammiert (siehe schnelle Notfallhilfe).

II. IHRE HEILUNG

Gesundheit ist ein Bewusstseinszustand

Für das Universum gibt es keine Krankheit, sondern nur Gesundheit und Vollkommenheit. Sind Sie krank oder leiden Sie an Schmerzen, handelt es sich um eine falsche Programmierung Ihres Unterbewusstseins. Krankheit entsteht aus falschen Glaubenssätzen und unrichtigen „Programmen", die Ihnen seit Ihrer Kindheit „eingeimpft" wurden.

Als ich ein kleines Mädchen war, litt ich sehr oft an Blasenentzündungen. Ich durfte mich nicht auf den kalten Boden setzen, musste meinen Badeanzug sofort nach dem Plantschen im Wasser ausziehen und bekam bei Winterbeginn vorsorglich dicke Strumpfhosen angezogen mit den warnenden Worten: „Du musst dich immer warmhalten, sonst verkühlst du dich und bekommst eine Blasenentzündung." Natürlich war ich ein ungezogenes Mädchen und wechselte nicht immer sofort mein nasses Badezeug, sondern bevorzugte das Spielen mit meinen Freundinnen am Strand. Wenn meine Mutter das bemerkte, begann sie zu schimpfen und war sehr besorgt um meine „schwache Blase". Das machte mir selbstverständlich Angst, und ich zog rasch die nasse Kleidung aus, leider oft zu spät..., und schon litt ich wieder an einer Blasenentzündung. Das musste auch so sein, denn kalt und nass = krank. So wurde es mich von klein auf gelehrt, und ich glaubte viele Jahre daran, bis ich mich umprogrammierte.

Unser Unterbewusstsein funktioniert wie ein Computer, in dem von Kindheit an Programme eingegeben werden. Nicht nur von den Eltern, sondern von allen Menschen in unserer Umgebung wie Geschwister, Freunde, Verwandte, Lehrer oder Pfarrer. Viele von Ihnen haben sicherlich hunderte Male in der Kindheit von Ihren Eltern gehört, dass man sich warm anziehen muss, um einer Erkältung zu entgehen: „Zieh deine Mütze an, sonst wirst du krank. Iss nichts Kaltes, sonst bekommst du Halsweh. Vergiss deine warmen Handschuhe nicht, sonst erkältest du dich und kannst morgen nicht zur Schule gehen." (Also das war schon eher wünschenswert.) Diese „unbedachten" Aussagen werden ins Unterbewusstsein eingespeichert. Kälte macht Verkühlung. Es ist doch normal, bei Kälte im Winter Grippe zu bekommen, oder? Nein, das ist nicht normal!

Unser Unterbewusstsein denkt nicht, es nimmt an, was Sie beständig glauben. Dieser Glaube setzt sich tief in Ihrem Kopf fest und harrt auf Anweisungen, um sich zu offenbaren. Das Unterbewusstsein versteht keinen Spaß, sondern nur Befehle (wie ein Computer) und führt diese aus. Rät die Mutter ihrem Kind, sich warm anzuziehen, damit es sich nicht erkältet, ist dies ein Befehl. Dieser wird ans Unterbewusstsein weitergeleitet. Das Kind ist aber unartig, zieht sich trotzdem aus und erkältet sich, denn das war der Befehl. Natürlich ist das Kind sich dessen nicht bewusst. Danach kommt die Mutter und unterstreicht den Befehl: „Ich habe dir doch gesagt, du sollst dich nicht ausziehen, sonst erkältest du dich!"

Sind in Ihrer Umgebung, Familie oder Firma viele Menschen krank, denken Sie sicherlich des Öfteren: „Hoffentlich werde ich nicht auch krank. Ich muss schnell einen heißen Tee trinken, damit es mich nicht auch noch erwischt. Ich schlucke vorsichtshalber einige Tabletten, damit ich morgen fit bin", oder Ähnliches. Damit geben Sie Ihrem Unterbewusstsein die Option „Ja zur Grippe". Sobald Sie sich dabei erwischen, an Krankheit zu denken, müssen Sie sich bewusst wehren, indem Sie Ihre unterbewusste Programmierung verändern. Wichtig ist zu erkennen, dass Sie in Ihre alten Glaubensweisen verfallen. Bei jeglicher Krankheit, vor der Sie Angst haben oder die sich in Ihrem Körper ausbreiten möchte (zum Beispiel Grippe, Schnupfen, Halsschmerzen, Muskelschmerzen, Kopfschmerzen und viele mehr), denken oder sagen Sie zu sich: **„Das nehme ich nicht an, das will ich nicht. Die Krankheit gehört nicht zu mir."**

Es handelt sich hierbei nicht um eine Affirmation, die eigentlich positiv formuliert werden sollte, sondern um ein bewusstes Ablehnen des Schmerzes oder einer Krankheit, die sich in diesem Moment Ihres Körpers bemächtigen möchte. Durch ein bewusstes lautes Aussprechen oder Denken: **„Das nehme ich nicht an, das will ich nicht, ich lehne es ab, ich weise es zurück"**, werden Sie sich bewusst, dass sich genau in diesem Moment ein Schmerz einschleichen möchte, den Sie haben wollen. Gott möchte niemals, dass Sie einen Schmerz erleiden. Sagen Sie: **„Die Wahrheit ist Gesundheit. Danke, Vater, dass du mich gehört hast."** Dadurch bekräftigen Sie, dass Sie dem Universum vertrauen und sich jetzt ruhig anderen Dingen widmen können, denn das Universum übernimmt Ihren Schmerz. Durch Ihren festen Glauben geben Sie dem Universum einen Befehl, und dieser muss bedingungslos befolgt werden. Vielleicht bemerken Sie die Veränderung in Ihrem Körper nicht sofort. Wie schnell sich ein Resultat einstellt, ist abhängig von Ihrem Glauben und Ihren Überzeugungen. Ist Ihr Glaube stark, tritt augenblicklich ein Ergebnis (Schmerzerleichterung) ein. Wie ein Wunder.

Sagen oder denken Sie die Worte: **„Das nehme ich nicht an, das will ich nicht, ich lehne es ab, ich weise es zurück"** ruhig und freundlich, aber mit Überzeugung, Bestimmtheit und Forschheit. Es ist nicht nötig, Ihr Unterbewusstsein anzubrüllen, es möchte freundlich angesprochen werden. Sagen Sie es so, als wenn Sie sagen würden: „Dazu habe ich keine Lust." Sie werden sehen, es ist ganz einfach. Dann denken Sie: „Ich bin gesund. Danke für meine vollkommen körperliche, geistige und seelische Gesundheit." Verschwenden Sie keinen Gedanken mehr an Krankheit, zweifeln Sie nicht an der Wirksamkeit Ihrer Worte, verfallen Sie nicht mehr in Ihre früheren Glaubensweisen oder Meinungen, dadurch wird die Wirksamkeit zerstört. Sprechen Sie die Worte aus (oder denken Sie diese) und seien Sie davon überzeugt, dass es funktioniert. Sie müssen mir nicht glauben, dass es funktioniert. Probieren Sie es aus. Sie werden überrascht sein, wie einfach es ist.

Der Glaube an Krankheit

Patientenbeispiel:
Herr Franz litt jahrelang an einer Varikozele des rechten Hodens (Varikozele ist eine krankhafte Erweiterung des Venengeflechts des Hodens). Er klagte über ziehende Schmerzen in der Leiste sowie über ein Schweregefühl im rechten Hodensack. Aus Schamgefühl ging Herr Franz viele Jahre nicht zum Arzt, seine Ehe blieb kinderlos (Männer mit dieser Erkrankung sind häufig unfruchtbar, allerdings muss die Varikolzele nicht infertil machen). Als Herr Franz eines Tages wegen eines Harninfekts einen Urologen aufsuchte, erwähnte er nebenbei seine Varikozele. Nach gründlicher Untersuchung meinte der Arzt, dass in seinem Fall keine Varikozele vorliege. Durch die magischen Worte: „Sie haben keine Varikozele", war Herr Franz auf wundersame Weise „geheilt". Er hatte von diesem Tage an keine Schmerzen mehr und ist heute Vater von drei gesunden Kindern. Sehen Sie, Herr Franz wurde „wie durch ein Wunder" geheilt. Seine eingebildete Krankheit wurde durch die Worte des Arztes ausgelöscht.

Patientenbeispiel:
Frau Maria (30 Jahre alt) empfand sich stets als hässliches Entlein, und aufgrund dieses falschen Eindrucks lebte sie sehr zurückgezogen. Stets litt sie unter dem Gefühl, angestarrt zu werden. Sie befasste sich gerne mit Krankheiten und beschäftigte sich jahrelang mit dem Gedanken, eines Tages eine ernsthafte, entstellende Erkran-

kung zu erleiden. Von dieser fixen Idee, die mindestens zehn Jahre lang in ihrem Unterbewusstsein schwirrte, war Sie völlig eingenommen. Obwohl Frau Maria brav zur Vorsorgeuntersuchung ging, breitete sich eines Tages in ihrer linken Gesichtshälfte ein versteckt wucherndes Melanom aus (bösartiger Hautkrebs, der rasch unter der Haut wächst und meistens aufgrund seines unterirdischen Wachstums sehr spät erkannt wird). Nach einer großzügigen Gesichtsoperation verblieb eine auffällige, große Narbe in ihrem Gesicht. Seither verlässt sie nur noch selten das Haus und meidet Gesellschaft, weil „alle in ihr entstelltes Gesicht starren". Mir persönlich war Frau Maria bereits vor ihrer Operation bekannt, und sie war keineswegs hässlich.

Durch diese Erzählung möchte ich Ihnen verdeutlichen, dass man durch jahrelange fixe Ideen einer Krankheit diese eines Tages entwickeln kann. Zuerst stellt man sie sich im Geist vor, dann manifestiert sie sich im Körper. Übrigens litt niemand in der Familie von Frau Maria an Hautkrebs oder sonstigen bösartigen Erkrankungen. Ein solch schnell wachsender Tumor kommt nicht sehr häufig vor.

Unser Körper ist das Abbild unserer Gedanken, Einstellungen und Überzeugungen, die wir seit unserer Kindheit in uns tragen. Denken Sie darüber nach, welche falschen Ideen in Ihrem Kopf schwirren, und löschen Sie diese aus. Krankheit ist kein Normalzustand. Es ist normal, gesund zu sein. Radieren Sie nach und nach Ihre falschen Vorstellungen aus, und haben Sie vor allem keine Angst vor einer Krankheit. Denn indem Sie sich häufig mit der Angst vor der Krankheit beschäftigen, geben Sie der Erkrankung eine Chance, sich zu manifestieren.

Angst lähmt uns, sperrt uns in unserem selbstgebastelten Käfig ein, lässt uns leiden, heulen, schreien und zittern. Angst ist aber etwas, das wir uns durch falsche Vorstellungen und Glaubenssätze selbst erzeugen. Wie wir bei Frau Maria sehen, kann die Angst vor der Ausbreitung einer Krankheit völlig unbegründet sein. In ihrer Familie gab es keine schweren Erkrankungen oder Krebs. Es handelte sich um eine vorgefasste Idee, die sie vor Angst lähmte und dann auch eintrat. (Jesus sagte: „Es geschehe nach eurem Glauben.")

Seien Sie sich bewusst, dass Angst eine gewaltige, negative Kraft ist. Der Glaube (an Gott oder etwas Höheres, das Universum, die Matrix oder den Großen Geist) ist eine starke positive Kraft. Die Angst ist der Glaube an das Böse, Negative, Schlechte, an eine Krankheit, Übel, Unglück, Leiden, Missgeschick, Schaden und Schmerzen. Es ist die Überzeugung, die uns glauben lässt, dass etwas Negatives passieren wird. Glaube ist die Überzeugung, dass etwas Gutes geschehen oder alles gut ausgehen wird. Die Angst ist negativ, der Glaube positiv.

Hatten Sie schon einmal „Angst" davor, dass sich in Ihrem Leben etwas Gutes ereignen wird? Ist über Ihre Lippen gekommen: „Ich habe den Glauben, dass sich etwas Negatives ereignen wird?" Glaube ist stets mit einem Wunsch verbunden. Ich nehme an, dass Sie nichts Schlechtes für sich wünschen.

Menschen mit großer Angst vor einer bestimmten

Krankheit oder Leid im Allgemeinen beschäftigen sich viele Stunden mit der Angst. Diese Angst lässt sie regelrecht erstarren. Nach dem Gesetz der Anziehung wird so die Krankheit angezogen. Alles, wovor sie Angst haben, ziehen sie an. Wenn sich dann endlich die befürchtete Erkrankung ankündigt, rufen sie triumphierend: „Siehst du, ich habe es gewusst!" Dann laufen sie los und erzählen es jedem, der es hören möchte, und wiederholen täglich ihr Leiden und ihre Behinderungen, sodass sich die Angst und die Erkrankung noch stärker im Körper einnisten können. Dadurch fühlt sich die Krankheit bestätigt.

Durch Ihre Angst und Ihr Sprechen über die Erkrankung halten Sie sie in Ihrem Körper fest. Ihre angstvollen Gedanken sind ein starkes Gefühl, das sich als Krankheit manifestiert. Es gibt nichts Schlimmeres als die Angst vor der Angst. Krankheit entwickelt sich dann, wenn das Unterbewusstsein täglich mit falschen Ideen gespeist wird. Das Unterbewusstsein urteilt nicht, es ist nicht zum Spaßen aufgelegt, es versteht keine Witze, kann nicht unterscheiden, ob die Programmierung ehrlich gemeint ist, und versteht weder Gut noch Böse. Es ist ein riesiger Speicher, der mit Information gefüttert wird. Irgendwann sagt dieser vollgepumpte Speicher: „So, jetzt hast du mich jahrelang mit der Idee belagert, jetzt kriegst du das, was du wolltest" (die Krankheit bricht aus). Man könnte auch sagen: Selbst schuld!

Bewusstes Abwenden von Krankheiten

Beispiel Rückenschmerzen

Wenn Ihnen plötzlich ein Schmerz in die Glieder fährt, können Sie diesen abwenden, indem Sie sagen oder denken: **„Ich will dich nicht, ich brauche dich nicht, du kannst gehen."** Halten Sie Ihre Krankheit nicht fest. Sie sagen möglicherweise: „Ich halte sie nicht fest, ich will sie gar nicht, ich habe sie nicht bestellt, und ich will, dass sie verschwindet. Sie war plötzlich da, und ich werde sie nicht mehr los. Ich will nicht krank sein."

Glauben Sie mir, mittels Ihrer Gedanken können Sie Ihre Krankheit und die Schmerzen bewusst abwenden.

Die Hauptkrankheit der Deutschen sind Rückenschmerzen. Häufiges Sitzen, Bewegungsmangel und Übergewicht verbessern die Rückenprobleme nicht gerade. Der Gedanke an Sport macht uns bereits müde. Es ist einfacher, sich massieren lassen, um nicht aktiv an sich arbeiten zu müssen. Besser Tabletten schlucken und Infiltrationen über sich ergehen lassen, anstatt Bewegung. Ihr Rückenproblem wird sich auf keinen Fall verbessern, wenn Sie täglich davon sprechen, mit schmerzverzehrtem Gesicht nach Aufmerksamkeit suchen und gebeugt um Mitleid haschen. Der Schmerz fühlt sich richtig wohl in Ihrem Kreuz, wenn Sie ihm viel Aufmerksamkeit schenken. Täglich versorgen Sie ihn mit Streicheleinheiten. Sie eilen zum Orthopäden und unterhalten sich im Wartezimmer mit anderen schmerzgepeinigten Personen über Ihre Krankheit. Dabei erfahren Sie, dass es auch Menschen gibt, die noch mehr leiden müssen (Gott sei Dank!), und andere, die es nicht so hart getroffen hat wie Sie selbst (ärgerlich!). Schön, dass man mit dem Schmerz nicht alleine ist, deswegen ist es auch so herrlich, jedem davon zu erzählen. Leider schmerzt es danach umso mehr, da Sie Ihre Gedanken auf das Problem, Ihre Krankheit, richten.

Wie lautet die Abhilfe? Bewusst die Krankheit ablehnen, indem Sie denken oder sagen: „Das will ich nicht mehr. Ich brauche die Krankheit nicht, ich habe sie nicht bestellt, und jetzt soll sie gehen." Machen Sie sich bewusst, dass Sie sich viel zu viel mit der Krankheit und den Schmerzen beschäftigen. Man pflegt die schmerzende Stelle, indem man sie einreibt und massiert, Schmerzpflaster aufklebt, gebeugt geht (Schonhaltung), darüber spricht, zum Arzt trottet und diesem sein Leid klagt, im Wartezimmer den Mitpatienten und der Sprechstundenhilfe seine Wehwehchen in allen Details aufzählt, um Spritzen oder Schmerzerlösung bettelt, Schmerzinformationen liest, ein Schmerztagebuch und endlose Telefonate mit Freunden über seine Schmerzen führt oder zu neuen Kommunikationsmitteln wie Facebook oder Twitter greift und um Hilfe ruft. Unbewusst sagen Sie damit Ihrem Schmerz, dass er willkommen ist, denn gedanklich beschäftigen Sie sich ständig mit ihm. So halten Sie Ihre Krankheit mental fest. Gedanklich kreisen Sie immer wieder um den festsitzenden Schmerz. Sie „liebkosen" ihn, er fühlt sich willkommen, da Sie sich fortwährend um ihn kümmern und über ihn sprechen. Es wird Zeit, sich vom Schmerz abzuwenden und bewusst zu sagen, dass er nicht mehr willkommen ist. Machen Sie sich bewusst, dass er sich lange Zeit in Ihrem Körper breitgemacht hat und jetzt gehen soll. Er wird nun nicht mehr gebraucht. Fort mit ihm!

Stellen Sie sich Ihren schmerzhaften Rücken (oder wo immer Ihr Schmerz sitzt) als völlig gesund vor. Mental stellen Sie sich vor, Ihre Muskeln, Sehnen, Knochen sind gesund, und Sie gehen entspannt und ohne Schonhaltung mit Elastizität durch das Leben. Nichts schmerzt mehr. Ihr Rücken ist dehnbar, schmerzfrei und gesund. Danken Sie für die Gesundheit Ihres Rückens und stellen Sie sich gedanklich Ihr Kreuz als völlig gesund vor. (Eine genaue Beschreibung zur Selbstheilung finden Sie in meinem ersten Buch „Eine Portion Gesundheit bitte!".)

Sagen Sie zu sich oder denken Sie:

„Danke für meinen vollkommen gesunden Rücken (ersetzen Sie „Rücken" durch Ihren schmerzhaften Körperteil). Danke für meine vollkommene körperliche, geistige und seelische Gesundheit."

Sprechen Sie von nun an nur mehr von Gesundheit. Stellen Sie sich als körperlich völlig gesund vor und leben Sie auch so. Sie haben kein Rückenproblem mehr. Denken Sie keinesfalls an Ihre Röntgenaufnahmen oder CT-Bilder. Sie sind unwichtig. Stellen Sie sich Ihren Rücken als vollkommen gesund vor, und fühlen Sie ihn bereits jetzt als gesund. Denken Sie nie wieder an Krankheit oder Schmerzen. Hören Sie sich keine Krankengeschichten von Ihren lieben Mitmenschen an, und sprechen Sie nicht von Ihren Rückenschmerzen. Die haben Sie nicht mehr. Sie sind weg. Sie wollen sie nicht mehr. Selbstverständlich sollen Sie Ihre Therapien weiterführen, damit aber eine völlige Gesundheit eintreten kann, müssen Sie sich aktiv und bewusst gegen die Krankheit einstellen – also für Gesundheit. Sie wollen keine Linderung Ihrer Rückenschmerzen, Sie wollen sie loswerden. Dafür müssen Sie sich geistig gegen sie stellen. Sobald Sie sich dabei erwischen, dass Sie über Ihr Leiden sprechen, denken Sie bewusst dagegen. Die Krankheit kann nur ausgelöscht werden, wenn Sie bewusst Nein sagen. Selbstverständlich können Therapien, Massagen und Medikamente eine Linderung bringen, aber sicherlich ist Ihr sehnlichster Wunsch die vollkommene Heilung Ihrer Krankheit. Durch bewusstes Ablehnen Ihrer Rückenschmerzen gehen Sie einen Schritt in Richtung Gesundheit. Das Wichtigste und Schwierigste ist, sich bewusst zu werden, dass man täglich durch Sprechen, Denken oder Handeln den Schmerz geistig festhält. Sobald Sie erkannt haben, wo Ihre Fehler liegen, können Sie bewusst dagegen arbeiten.

Wenn Sie nächstes Mal einen Stich im Rücken spüren, jammern Sie nicht, rufen Sie auf keinen Fall Ihre beste Freundin an, um ihr von Ihrem Leid zu erzählen, und kramen Sie nicht sofort nach der Notfallnummer Ihres Orthopäden. Damit beschäftigen Sie sich mit dem Schmerz. Sie tun sich leid und denken: „Auweh, es schmerzt!" Setzen Sie bewusst Ihre Gedankenwaffe gegen den Schmerz ein und vertreiben Sie diesen aktiv. Selbstverständlich können

Sie dann immer noch zu Schmerzmitteln und Muskelrelax-antien greifen, vergegenwärtigen Sie sich aber, dass Sie den Schmerz nicht annehmen möchten und er gehen soll.

Selbsthilfe bei Verkühlung

Angenommen es ist Winter, alle in Ihrer Umgebung sind krank und verschnupft, die halbe Belegschaft läuft naseträufelnd, hustend und mit geschwollenen Augen durch die Gänge. Auf dem Nachhauseweg spüren auch Sie bereits ein unangenehmes Kratzen im Hals. Sie bemerken, dass Ihnen heiß wird und denken, dass die Grippe jetzt auch Sie erwischt hat. Bald danach beginnen Ihre Glieder zu schmerzen, und Sie fühlen sich schlapp. Es rattert in Ihrem Kopf: „Ich muss noch schnell zum Arzt gehen, damit er mir Medikamente verschreibt, und eine Krankschreibung benötige ich auch. Dann schnell in die Apotheke und ab ins Bett zum Ausschwitzen." Vielleicht sagen Sie bereits Ihre Termine für den Abend ab, denn Sie sehen sich jetzt schon erschöpft im Bett liegen, um sich viele Taschentücher, eine dampfende Tasse Tee sowie eine Menge Tabletten. Es fällt Ihnen ein, dass Sie morgen einen wichtigen Termin wahrnehmen sollen und beauftragen sogleich Ihre Kollegin, diesen zu verschieben. Gedanklich stellen Sie sich auf einige Tage Krankenstand mit Kopfschmerzen, Husten und Schnupfen ein.

Zu Hause angekommen, jammern Sie Ihren Partner an, dass alle im Job erkrankt sind und es jetzt auch Sie erwischt hat. Durch diese Verhaltensweise geben Sie den bösen Schleimmonstern die Gelegenheit, sich in Ihrem Brustkorb auszubreiten. Durch Aussagen wie: „Ich bin krank, ich fühle mich elend, ich spüre, wie sich mein Hals zuschnürt, morgen werde ich sicherlich auch krank sein, bald werde auch ich Fieber bekommen, hoffentlich bekomme ich keine Erkältung" oder Ähnliches, geben Sie der Krankheit die Chance, sich in Ihrem Körper zu manifestieren. Jetzt ist es Zeit, die Erkrankung zu stoppen. Sobald Sie sich bewusst werden, dass Sie bereits gedanklich in der „Leidensspirale" gelandet sind, ist es Zeit, umzudenken. Fangen Sie die Krankheit ab, bevor sie sich Ihres Körpers bemächtigt. Denken Sie: **„Das nehme ich nicht an, ich will diese Krankheit nicht!"**

Atmen Sie bewusst tief ein und lassen Sie die göttliche Heilkraft in Ihren Körper fließen. Bei anstehendem grippalen Infekt stellen Sie sich vor, dass Ihr gesamter Kopf mit Licht ausgefüllt wird. Dieses Licht breitet sich bis in Ihren Brustkorb aus, und die göttliche Ordnung stellt sich wieder her (siehe Lichtheilung). Alle krankmachenden Keime werden durch das Licht zerstört. Entscheiden Sie sich willentlich für Gesundheit und räumen Sie der Erkältung keinen Platz mehr in Ihrem Leben ein. Denken Sie nicht daran, was Sie noch alles zu erledigen haben, bevor das Fieber Sie ans Bett fesselt, lassen Sie sich nicht dazu hinreißen, im voraus Termine abzusagen, weil Sie fürchten, zu erkranken. Dadurch nähren Sie die Krankheit und zeigen Bereitschaft, sie einzulassen. Sobald Sie sich auf einige Tage Krankheit und Fieber im Bett einstellen, sind Sie (gedanklich) bereits krank.

Lassen Sie Gesundheit und heilendes Licht in Ihren Körper einströmen. Das können Sie an jedem Ort durchführen: im Geschäft an der Kasse, in der Straßenbahn oder in der Apotheke, in der Sie sich bereits befinden, um

Medikamente zu besorgen. Heilen Sie Ihren Körper mit dem göttlichen Licht und danken Sie für Ihre vollkommene körperliche, geistige und seelische Gesundheit. Von Ihrer Willenskraft und Stärke hängt es ab, wie stark die Krankheit ausbricht, oder ob sie sich gleich wieder verzieht. Je öfter Sie absichtlich eine beginnende Erkrankung durch Umlenkung Ihrer Gedanken in Richtung Gesundheit abwehren, desto schneller wird es Ihnen beim nächsten Angriff gelingen, die Erkältung abzuwehren. Sind viele Menschen in Ihrer Umgebung erkrankt oder befinden Sie sich in großen Menschenmengen, wehren Sie sich mental vor Erkältungen indem Sie denken:

„Ich bin gesund und unbeschadet. Das göttliche Licht umhüllt und beschützt mich. Danke für meine vollkommene körperliche Gesundheit."

Stellen sich vor, wie Sie von einem hellen, warmen Licht eingehüllt werden, das sich in Ihrem gesamten Körper ausbreitet. Atmen Sie langsam und holen Sie sich mit jedem Atemzug das göttliche Heillicht und lassen Sie es in Ihren Körper fließen.

Liegen Sie bereits mit Husten und Schnupfen im Bett, dann denken Sie:

„Mein Körper heilt schnell. Das göttliche Licht umhüllt und beschützt mich. Danke für meine vollkommen körperliche Gesundheit."

Seien Sie dankbar für Ihren gesunden und fitten Körper und stellen Sie sich bereits jetzt als gesund vor. Denken Sie darüber nach, welche Tätigkeiten Sie nach Ihrer Genesung durchführen werden und sehen Sie sich diese bereits jetzt tun. Fühlen Sie sich gesund und sprechen Sie nicht über Krankheiten. Wenn Freunde Sie am Krankenbett besuchen, lassen Sie sich nicht bemitleiden, sondern sagen Sie, dass Sie bereits auf dem Weg der Besserung sind. Sprechen Sie nicht über Ihre Erkrankung, sondern widmen Sie sich heiteren und positiven Gesprächen. Am besten, Sie lassen sich von Ihrem Besuch Witze erzählen und lachen aus vollem Herzen. So schütten Sie Endorphine (Glückshormone) aus und fühlen sich spontan besser. Sie werden sehen, Ihre Heilung schreitet schnell voran.

Mentale Beeinflussung von Kindern

Bemerkenswert oft kommen Patienten zu mir mit der Aussage: „Mein Kind gerät nach mir, es hat ständig Bronchitis wie ich" oder „Zweimal die Woche hat mein Kind Kopfschmerzen, mindestens einmal im Monat bekommt mein Kind einen Migräneanfall, mein Kind ist immer krank." Diese kraftvollen Worte agieren wie Wünsche, die dann oft eintreten. Sicherlich sagen Sie nicht absichtlich: „Ich möchte, dass mein Kind krank wird", aber Sie sagen, dass es ständig verkühlt ist, alle zwei Monate Ohrenentzündungen hat oder sonstiges. Nächstes Mal, wenn Sie über die Krankheiten Ihres Kindes sprechen, machen Sie sich bewusst, dass Sie dadurch die Krankheit prophezeien. Sprechen Sie nicht über die Leiden Ihres Kindes, denn so halten Sie diese fest oder rufen sie herbei. Beschließen Sie, dass Sie diese Krankheiten nicht mehr benötigen, und sprechen Sie nicht mehr darüber. Wenn Ihr Kind krank ist, können Sie die Situation umkehren, indem Sie denken oder sagen: **„Das nehme ich nicht an, das will ich nicht, die Krankheit gehört nicht zu meinem Kind (Name einsetzen)."**

Denken oder sagen Sie das ruhig aus Ihrem Herzen heraus und glauben Sie daran. Danken Sie für die vollkommene Gesundheit Ihres Kindes, und stellen Sie sich dieses als gesund vor. Zweifeln Sie nicht daran, dass es funktioniert, dadurch entkräftigen Sie Ihre Gedanken wieder.

Ist Ihr Kind schwer erkrankt, erzählen Sie es nicht allen, dadurch fühlt sich die Krankheit bestätigt. Posten Sie keine Hilfeschreie in Facebook oder sonstigen Foren und malen Sie sich keinen negativen Ausgang der Krankheit aus. Ihre Worte, Gedanken und Einstellung zur Erkrankung soll immer positiv sein.

Ist jemand schwer krank, dann setzen Sie sich nicht ans Krankenbett und diskutieren mit Ihren Angehörigen, ob es sich überhaupt noch auszahlt, eine weitere Sauerstoffflasche zu kaufen. Damit haben Sie bereits negativ mit dem Leben des Patienten abgeschlossen. Man könnte es auch krasser ausdrücken: Damit töten Sie diese Person. Gerade jetzt benötigt sie positive, aufheiternde, gut gestimmte Gedanken, Worte und Taten. Lassen Sie sich nicht zu negativen Aussagen hinreißen, und quälen Sie sich nicht mit schlimmen Voraussagen. Bleiben Sie stets positiv in Ihrer Einstellung, und sagen Sie das auch anderen. Es nutzt nichts, „sich am Krankenbett zusammenzureißen" und positiv gestimmt zu sein, um draußen vor der Tür das Begräbnis zu planen.

Seien Sie sich Ihrer machtvollen Gedanken bewusst. Durch Ihre Gedankenschwingungen beeinflussen Sie auch Ihre Mitmenschen. Positive Gedanken sind immer stärker als negative. Wenn Sie sich in einer ausweglosen Situation glauben, bitten Sie andere Menschen, mit Ihnen positiv zu denken und für die vollkommene körperliche, geistige und seelische Gesundheit des Erkrankten zu bitten. Scheuen Sie nicht davor zurück, die Geistige Welt um Hilfe zu bitten. Rufen Sie die Schutzengel oder zum Beispiel Erzengel Rafael (zuständig für Heilung) an. Engel existieren in der Gedankenwelt, sie können Sie hören, und ihnen stehen ungeahnte Möglichkeiten zur Verfügung, die unsere Vorstellungskraft übersteigen. Rund um uns befindet sich ein denkendes Universum, und wir können durch unsere Gedanken mit dieser Macht kommunizieren.

Mir persönlich ist ein Fall bekannt, bei dem ein 17-jähriger Junge bei einem Verkehrsunfall so schwer verletzt wurde, dass er ins Koma fiel. Nachdem er drei Monate im Koma lag, bat die Familie um eine Messe in der Schule, bei der alle Schüler der Schule anwesend waren. Es wurde für die Genesung des Jungen gebetet, der noch in derselben Stunde erwachte. Zufall? Er sieht sein Leben heute als zweite Chance.

Als mein Sohn fünf Monate alt war, erkrankte er an Bronchitis, hatte hohes Fieber und wollte nicht trinken. Er schrie ununterbrochen, ich war völlig verzweifelt, schweißgebadet, meine Nerven lagen blank. Ich gebe zu, bei meinen eigenen Kindern reagiere ich nicht wie eine Ärztin, ich bin einfach Mutter. Da kann es schon mal passieren, dass ich in pessimistisches Denken abrutsche. Als mein Sohn damals nicht zu schreien aufhörte, stellte ich mir bereits die ärgsten Horrorszenarien vor, sah mich im Krankenhaus, mein Kind vollgespickt mit Infusionsnadeln, suchte sogar bereits seine Versicherungskarte. Plötzlich fiel es mir wie Schuppen von den Augen: „Stopp", dachte ich. „So beunruhige ich mich, meine Nervosität überträgt sich auf mein krankes Kind, und dieses negative Denken hilft ihm nicht wirklich." Ich setzte mich hin und versuchte, mich zu entspannen. Ich legte die Hände auf den Schoß, die

Handflächen nach oben und bat für mich sowie für meinen Sohn um die vollkommene körperliche, geistige und seelische Gesundheit. Ich spürte, wie ich ruhig wurde und wieder tief durchatmen konnte. Im Geist begann ich, ein Fläschchen herzurichten und sah bereits, wie er trank. Ich stellte mich positiv ein. In Kürze beruhigte er sich wieder und trank brav seine Milch.

Damit möchte ich Ihnen zeigen, dass das Wichtigste bei allen unseren Handlungen und Gedanken ist, dass wir uns ihrer bewusst sind. So lange Sie sich nicht bewusst sind, dass Sie negativ denken, können Sie Ihr mentales Muster nicht verändern. Erst wenn Sie bemerken, dass Sie sich durch Ihre Negativität, Inflexibilität, Blockade… „fertigmachen", können Sie bewusst Ihre Denkweise ändern.

Wir werden ständig von unserer Umgebung, Bekannten, Verwandten, Müttern, Nachrichten, Zeitungen beeinflusst. Nicht alles davon muss auch gut für uns sein. Gut gemeinte Tipps bei Erkrankungen sind oft nicht hilfreich. Lassen Sie sich nicht von den schwarzmalerischen Gedanken Ihrer Mitmenschen verunsichern. Es gibt keine ausweglosen Situationen. Denken Sie immer positiv, und erwarten Sie Wunder.

Als meine kleine Tochter bei einer Erkrankung zwei Stunden lang ununterbrochen schrie und sich durch nichts beruhigen oder ablenken ließ, fiel mir plötzlich ein, dass ich Erzengel Rafael um Hilfe bitten könnte. Ich stellte mir einen grünen Heilstrahl vor, der mich und mein in meinen Armen schreiendes Kind umhüllt, und dachte: „Bitte, Rafael, hilf, ich weiß nicht mehr weiter." Eine halbe Minute nach dieser Bitte hob meine Tochter ihr Köpfchen, suchte staunend die Zimmerdecke ab und lächelte. Dann schloss sie die Augen und schlief friedlich einige Stunden lang.

Wir sind immer umringt von Engeln, die uns gerne helfend unter die Arme greifen möchten. Da diese in der Gedankenwelt existieren, genügt es, an einen Engel zu denken, und er ist bereits anwesend. Sie können Engel für alle Lebensbereiche einsetzen, probieren Sie es mit einfachen Dingen aus. Nächstes Mal, wenn Sie einen Gegenstand verlegt haben, bitten Sie einen „Suchengel" um Hilfe. Formulieren Sie eine einfache Bitte, danken Sie und denken Sie nicht mehr daran. Sie werden sehen, in Kürze finden Sie den verlorenen Gegenstand.

Ich persönlich bin Anhänger von Erzengel Rafael, der mir bereits öfters in Heilungsangelegenheiten zur Seite gestanden hat. Sein Name bedeutet „Gott heilt" oder „Heiler Gottes", und er ist somit der Engel der Heilung, aber auch der Wissenschaft und des Wissens. Er unterstützt jede Heilung, Regeneration, Verjüngung und Erneuerung auf der Erde sowie im gesamten Kosmos. Seine Hauptaufgabe ist der Mensch selbst. Er kommt daher auch in jedem Krankenhaus als Patron zum Einsatz. Rafael gilt aber unter anderem als Schutzpatron für Apotheker und Kranke. Auch möchte er uns lehren, in Bezug auf Heilung nicht engstirnig und verurteilend zu denken. Er lässt uns wissen, dass es die Kombination aus Schulmedizin, Naturmedizin, Ganzheitsmedizin und die Kraft des Geistes ist, die uns am meisten zu bieten hat. Er schenkt Umsicht zu erkennen, dass wir durch die Hilfe vieler Heilmethoden mehr Chancen auf Heilung haben, als nur durch die Hilfe eines einzelnen Aspekts.

Aufgaben von Erzengel Rafael: Krankheit, Verzweiflung, Heilung, emotionale Heilung, persönliche Freiheit, lebensbejahende Grundeinstellung, Ausgeglichenheit, Stärkung, Erneuerung, Förderung der Heilbereitschaft bei der Lösung von behindernden Einstellungen und Gedankenmustern, zur körperlichen Regeneration und geistigen Verjüngung, in den Wechseljahren, bei der Sterbebegleitung, als Begleiter für Krankenhaus- oder Kuraufenthalte.

Patientenbeispiel:

Frau Nena ist eine nervöse Mutter, die ständig besorgt um ihre Kinder ist und jeden Kratzer oder blauen Fleck überbewertet. Sie erzählt mir von einem Urlaub, bei dem ihr zweijähriger Sohn eines Nachmittags so unglücklich stürzte, dass er sich eine Platzwunde an der Nase zuzog. Hysterisch und aufgelöst raste sie mit ihrem kleinen Kind ins Krankenhaus, um die stark blutende Nase nähen zu lassen. Da Frau Nena eine sehr besorge Mutter ist, gab ihr der diensthabende Nachtarzt die Anweisung mit nach Hause, das Kind gut zu beobachten. Bei plötzlichem Fieber, Kopfschmerzen oder Erbrechen sollte sie sofort wieder ins Krankenhaus kommen. Durch diese Empfehlung verdarb sich der arme Nachtarzt seinen gesunden Schlaf gründlich. So, wie Frau Nena mir die Situation schilderte, wartete sie scheinbar darauf, dass genau diese Symptome eintreten würden. Ihre Worte: „Wenn mich der Arzt so eindringlich vor Fieber und Erbrechen warnt, ist das doch gefährlich. Warum hat er mein Kind nicht gleich im Krankenhaus behalten?" Sie marschierte hochgradig aufgeregt die ganze Zeit neben dem Krankenbett hin und her. Weinerlich erzählte sie mir, dass die gesamte Last auf ihr lag (so, wie in anderen Situationen auch). Ihrer Meinung nach nahm ihr Mann die Verletzung seines Sohnes viel zu locker und ging mit seinen Kumpanen feiern.

Natürlich traf das „Erwartete" ein: Gegen Mitternacht begann der Bub zu fiebern und wurde unruhig. Das Fieber kletterte rasch auf 41 Grad, und der Junge erbrach im Schwall. Frau Nena raste schwitzend und schreiend um ihr Kind ins Krankenhaus und versaute dem armen Doktor gründlich seine Nachtruhe.

Damit möchte ich Ihnen verdeutlichen, wie wir durch unsere Gedanken Einfluss auf andere Menschen nehmen können. Vor allem Kinder sind noch sehr stark durch die Gedanken der Eltern (oder anderen Bezugspersonen) beeinflussbar. Deswegen ist es sehr wichtig, dass Sie in Notsituationen, bei Erkrankungen oder Unfällen Ihrer Kinder (natürlich auch bei Erwachsenen) immer positiv denken. Achten Sie auf Ihre Worte und Gedanken. Malen Sie sich niemals das Schlimmste aus, und lesen Sie um Himmels Willen nicht die Nebenwirkungen der Medikamente, die in den Gebrauchsanweisungen angegeben werden. Das kann Sie so beeinflussen, dass genau diese Nebenwirkungen auftreten. Ein Alltagsproblem in Arztpraxen und Krankenhäusern ist der sogenannte Nocebo-Effekt (Nocebo = ich werde schaden; aus dem Lateinischen). Dieser negative Effekt kann durch die auf Beipackzetteln verkündeten Risiken, durch überbesorgte Diagnosen oder pessimistische Ärzte ausgelöst werden.

Der Fall von Derek Adams ist ein Klassiker: Er nahm an einer Studie teil, in der ein neues Antidepressivum getestet wurde. Wenig später wurde er von seiner Freundin verlassen und wollte sich das Leben nehmen. Er schluckte alle 29 restlichen Kapseln seiner Studienmedikation auf einmal und wurde in die Notaufnahme eingeliefert. Dort stellten seine Ärzte fest, dass Adams zu den Kontrollpatienten der Studie gehörte. Er hatte 29 Placebokapseln (Studienmedikamente ohne Wirkstoff, zum Beispiel Traubenzuckertabletten) geschluckt. Warum wurde er trotzdem krank? Weil er fest damit rechnete, eine tödliche Überdosis eingenommen zu haben. Als er erfuhr, dass er nur Scheintabletten geschluckt hatte, verschwanden seine Symptome.

Der Nocebo-Effekt drückt sich sehr häufig in Schmerzen aus, wobei in Deutschland oder Österreich sicherlich auch die übertriebene Diagnostik eine Rolle spielt. Es werden zu viele Röntgen-, Computertomographie- und Kernspintomographien durchgeführt. Da die Menschen heutzutage „aufgeklärte" Patienten sein möchten, erklärt der behandelnde Arzt haarklein das „Problem" und die Ursache der Schmerzen anhand der Bildaufnahmen. So kann sich der Patient perfekt in seinen Schmerz hineinfühlen und diesen lokalisieren. Leider ist das genau der falsche Weg, seine Schmerzen loszubekommen, denn sobald sich der Mensch mit dem Röntgenbild identifiziert hat und genau beschreiben kann, wo der Schuh drückt, bekommt er möglicherweise diese Schmerzen nie wieder los. Das kann sogar so weit führen, dass die Schmerzen chronisch werden. Der Patient hat sein Röntgenbild klar im Kopf und ist davon überzeugt, dass es die Ursache seines Schmerzes ist. Schließlich hat das Bild dies auch bestätigt.

Sie werden staunen, aber auch ein radiologisch „gesunder" Rücken kann den Patienten massiv quälen, und eine scheinbar zerstörte Wirbelsäule kann symptomfrei sein. Laut Professor Christoph Maier, Leiter der Schmerztherapie der Bochumer Uniklinik Bergmannsheil, sind die Deutschen Weltmeister der Kernspintomographie: In keinem Land der Welt werden mehr Menschen in die Röhre gelegt. Der häufigste Grund für Krankschreibungen sind Rückenschmerzen. Allein wegen der exzessiven Tomographieaufnahmen ist Deutschland ein Hochrisikoland für Rückenschmerzen.

Auch häufige Vorsorgeuntersuchungen können ein Schuss nach hinten sein. Viele Menschen werden von ihren Arbeitgebern zur Vorsorgeuntersuchung geschickt. Man möchte vorbeugen, um eventuelle Krankheiten in der Frühphase erkennen zu können. Glücklicherweise werden dabei selten schwerwiegende Erkrankungen entdeckt, dafür aber Befunde, die zwar ungewöhnlich, aber nicht bedrohlich sind. Normabweichungen können aus einem gesunden Menschen einen verunsicherten Patienten machen. Schließt der Arzt das Gespräch ab mit den Worten: „Das ist nicht weiter schlimm, aber wir sollten es beobachten", verunsichert er den Patienten. Dieser meint nun, es schlummere doch eine gefährliche Krankheit in ihm, die irgendwann einmal ausbrechen könnte. Sein ganzes Leben erinnert er sich, dass da „etwas" zum Beispiel mit dem Blutbild nicht in Ordnung war. Sicherlich würde der Patient glücklicher leben, wüsste er nichts von seinem „von der Norm abweichenden Befund".

Vorsorgemedizin ist eigentlich eine gute Sache, und ich möchte Ihnen auf keinen Fall davon abraten. Wenn der Arzt meint, dass alles in Ordnung ist, dann ist es das auch. Ist etwas außerhalb der Norm, zum Beispiel im Blutbild, mit einem Sternchen gekennzeichnet oder rot markiert und vom Ihrem Arzt nicht beachtet worden, sind Sie gesund. Verschwenden Sie keine Gedanken mehr daran.[29]

Wenn Überzeugung tötet

Auch durch Überzeugung kann man sterben. In Afrika gibt es einen Stamm, der eine sehr wirkungsvolle Technik zur Vollstreckung der Todesstrafe gefunden hat. Dabei werden weder der elektrische Stuhl noch Exekutionszeremonien oder der Galgen verwendet. Der Stamm schickt den Verurteilten weit weg vom Dorf. Man lässt ihn „verschwinden", er wird „ausgelöscht". Der Verurteilte wird ins Exil geschickt und stirbt nach einer Woche von alleine. Was denken Sie, wie werden die Verurteilten getötet?

Wenn man zu uns sagt, wir werden aus dem Gedächtnis des Stammes ausgelöscht und sollen „verduften", kostet uns das höchstens ein müdes Lächeln, oder? Warum versterben die Mitglieder dieses Stammes? Sie werden durch ihr eigenes mentales Programm getötet. Es ist die Art, wie dieser Stamm diese Strafe empfindet. Jegliches Leiden, Krankheit, Lebenseinstellung, Höllenqualen wird ausgelöst durch Ihre Konditionierung, Ihre mentale Programmierung, die Art, wie Sie die Dinge sehen.[30]

„Es ist nicht so, dass das Leben hart zu Ihnen ist, sondern dass Sie es auf diese Art und Weise sehen."
Anthony de Mello

In Afrika oder Lateinamerika versterben Menschen, die durch Voodoo oder Hexerei durch einen schwarzen Magier verzaubert und zu Tode verurteilt werden, nicht an messbaren Krankheiten, sondern vor Angst – letztlich sterben sie an einem akuten Versagen des Immunsystems oder an Herz-Kreislaufversagen. In Europa ist man weitgehend immun gegen einen Zauberer im schwarzem Mantel, der hexerisch beschwörend dicke Nadeln in eine Puppe steckt, sondern man glaubt etwa einem Doktor im weißen Mantel, der schreckliche Sätze wie: „Sie haben nur noch wenige Monate" in einem so überzeugenden Tonfall von sich gibt, dass der Patient verstirbt, weil er glaubt, er müsse sterben.[31]

Schutz vor Hexerei

Auch in unseren Breiten gibt es Menschen, die Angst vor Hexerei und Verzauberung haben. Im Internet findet man Hexenforen und genügend Tipps, wie man anderen Schaden zufügen kann. Dies funktioniert aber nur dann, wenn Sie die Bereitschaft mitbringen, diese Sache anzunehmen. Hexerei ist leicht entgegenzuwirken, indem Sie einfach nicht daran glauben. Verschwenden Sie keine Gedanken daran.

Leicht beeindruckbare Menschen sind durch Hexerei beeinflussbar. Durch ihr Denken und Fühlen nähren sie die Zauberei. Geben Sie der Verhexung, Verfluchung und Verwünschung keine Macht, können diese nicht auf Sie wirken. Der Zauber kann nur dann Herrschaft über Sie bekommen, wenn Ihre mentale Einstellung das zulässt. Sobald Sie an Hexerei glauben, öffnen Sie dieser die Tür und können „heimgesucht" werden. Sobald Sie glauben, dass Ihnen jemand Schaden antut, denken Sie: **„Hexerei (negative Aussagen) existiert nicht, weg von hier, ich nehme ihm/ihr die Kraft."**

Diese Aussage wirkt gegen jeglichen Angriff auf Sie. Auch negative Aussagen, Anschuldigungen, Kränkungen, unbedachte Worte Ihres Arztes wie: „Sie sind unheilbar krank, lange machen Sie es nicht mehr" oder Ähnliches können Sie wegdenken. Nur durch unsere mentalen Muster, Gedanken und Gefühle geben wir den Worten Kraft, sodass diese uns krankmachen können. Es sind unsere Einstellungen und bewertenden Gedanken, die für unser

Fühlen und Handeln verantwortlich sind, nicht das eigentliche Ereignis.

Beispiel:
Frau A. sagt: „Du bist ein Trottel!"
Frau B. kränkt sich zutiefst, kann nachts wegen dieser Äußerung nicht schlafen, weint nächtelang und wird krank. Sie nimmt sich alles sehr „zu Herzen".

Frau A. sagt: „Du bist ein Trottel!"
Frau B. lacht darüber, geht und vergisst den Vorfall. Vielleicht ärgert sie sich noch ein wenig über Frau B. und schimpft, es berührt sie aber nicht.

Die Art, wie wir bestimmte Aussagen unserer Mitmenschen aufnehmen, kann unseren Gesundheitszustand beeinflussen.
Jede negative Äußerung Ihrer Mitmenschen können Sie bewusst abwenden, indem Sie sagen oder denken: **„Das nehme ich nicht an, das will ich nicht. Ich nehme dieser Aussage die Kraft."**

Lichtheilung

Der peruanische Schriftsteller Antón Ponce de León erzählt in einem seiner Bücher eine sehr effektive Art der Heilung: Heilung mittels Licht. Er beschreibt diese Heilung sehr anschaulich: Damit der menschliche Körper nicht erkrankt, muss er immer respektiert und geliebt werden. Erkrankt er, sei es durch Alter, Unfall oder Nachlässigkeit, soll sein Gesundheitszustand durch mentale Arbeit verbessert werden. Die Materie zu dominieren ist das Wichtigste, das wir Menschen lernen sollen. Im Geist liegt die Ursache von allem. Gut geleitete Gedanken können sehr positive Effekte bewirken. Sogar die kleinste Zelle des Körpers hat ein Bewusstsein. Wenn man sie freundlich anspricht, antwortet sie freundlich und mit Liebe.

Stellen Sie sich vor, Ihr Magen schmerzt. Versuchen Sie, ihn sich geistig vorzustellen, schauen Sie ihn genau an, so genau, wie es Ihnen möglich ist. Senden Sie Ihrem Magen gedanklich Gesundheit. Ihre Gedanken verwandeln sich in Licht, und Sie sehen zu, wie Ihr Magen leuchtet und glänzt. Diese Lichter berühren wie ein Feuerwerk Ihre Magenwand und reizen die einzelnen Magenzellen – dadurch beginnt Ihre Genesung. Man kann diese Heilung mit Kräutertees, Schulmedizin oder Alternativmedizin kombinieren, aber: **Das Wichtigste bei der Heilung ist die mentale Arbeit**. Diese Heilung kann für jegliche Art von Schmerz oder Krankheit angewendet werden. Alles ist mental, äußerlich (Bewusstsein) oder tief liegend (Unterbewusstsein). Der Geist ist die einzige Quelle jeglicher

ge durchsichtige Bläschen gebildet hatten. Die Lippe war bereits ein wenig angeschwollen. Siedendheiß fiel mir ein, dass ich in zwei Tagen fröhlich auf der Hochzeit mein Tanzbein schwingen wollte, ohne dabei wie ein Monster auszusehen. Ich beschloss, die Lichtheilung anzuwenden. So stellte ich mir vor, wie helles, warmes Licht bei jedem Ausatmen zu meiner Lippe befördert wird. Zusätzlich vertrieb ich die Fieberblase, indem ich ihr sagte, dass ich sie nicht will und sie gehen soll. Ich ging meiner normalen Arbeit nach, und sooft ich daran dachte, ließ ich aktiv das göttliche Licht auf meine Lippe strahlen. Nach einigen Stunden konnte ich feststellen, dass sich die Bläschen zurückgebildet hatten, und auch die Schwellung der Lippe war bis zum Abend verschwunden. Zurückgeblieben war nur eine Rötung, die sich zum Hochzeitsfest leicht mit Lippenstift überschminken ließ. Es war das erste Mal in meinem Leben, dass eine Fieberblase mein Gesicht nicht für mehr als eine Woche entstellt und sich bei jedem Essen schmerzhaft in Erinnerung gerufen hatte.

Fühlen Sie sich täglich gut

Sehr wichtig für ein Leben voller Freude, Gesundheit und Harmonie ist es, sich täglich gut zu fühlen. Unsere Gefühle spiegeln unser Inneres. Sie sagen uns etwas darüber aus, wie es uns geht, wie es um uns steht. Die meisten Menschen sind bereits morgens besorgt, bedrückt, depressiv, missgelaunt, angstvoll, misstrauisch, hasserfüllt, eifersüchtig, grantig… Klingt besorgniserregend, oder?

Sehen Sie sich die Welt an, nicht nur Ihre eigene, sondern auch die, von der Sie täglich in der Zeitung lesen oder im Fernsehen berichtet wird. Klingen die Berichterstattungen für Sie nach einer liebevollen, lächelnden, positiv eingestellten, fürsorglichen, warmen, herzlichen, angstfreien, lächelnden, freien Welt? Ihr Umfeld und Ihr Leben sind so, wie Sie es sich denken (und fühlen). Jedes Land ist genau so, wie seine Einwohner denken (und fühlen). Schlagen Sie die Zeitung auf und überprüfen Sie es. In manchen Ländern gibt es immer Krieg, woanders liest man gehäuft über Ungerechtigkeiten gegenüber Frauen, andere Länder werden erschüttert durch Amokläufer, und anderswo ist die Selbstmordrate alarmierend hoch. Warum ist das wohl so? Urteilen Sie nicht, es soll der Kampf der anderen sein. Es geht Sie überhaupt nichts an.

Ich habe es mir zur Gewohnheit gemacht, manche Artikel, die mich zu sehr berühren, schnell zu überblättern (weil ich bereits an der Schlagzeile erkennen kann, dass ich es einfach nicht fassen kann, was hier passiert). Ich muss nicht alles wissen (detailgenaue Grausamkeiten, heulende Menschen, die von sensationslüsternen Reportern zur Schau gestellt werden, oder Kriegsschauplätze mit zerstückelten Leichenteilen ignoriere ich rasch). Wenn Sie sich haargenau anhören müssen (oder wollen), wie eine Mutter über ihr vermisstes oder misshandeltes Kind spricht, stimmt diese Nachricht Sie traurig oder nachdenklich. Auf keinen Fall verbessert es Ihre Lebenssituation. Also überlegen Sie ab nun, welche Informationen Sie in Ihr neues Leben lassen. Alles, was Sie belasten könnte (aus Mitgefühl, Mitleid, Angst, Hassgefühl, Wut, Kränkung...), sehen oder hören Sie sich in Zukunft nicht mehr an. In den Medien wird Ihnen die Welt anderer Menschen präsentiert. Es ist die Welt fremder Menschen, die Sie nicht berühren muss. Schicksalsschläge anderer machen Sie weder glücklicher noch gesünder. Möglicherweise sind Sie gerade dabei, Ihr Leben von unnötigem, negativem Ballast zu befreien. Dazu benötigen Sie das Leid und Unglück fremder, unbekannter Menschen nicht.

Es ist Ihr Recht (und Ihre Pflicht Ihrem Körper gegenüber), sich täglich gut zu fühlen. Tun Sie alles, um das zu erreichen. Beobachten Sie, wann und wodurch Sie sich schlecht fühlen, und ändern Sie es. Ziel ist es, sich in allen Lebenslagen gut zu fühlen. Dadurch umgeben Sie sich mit einer positiven Aura, ziehen positive Menschen in Ihr Leben, ändern Ihre Lebensumstände zum Positiven und verscheuchen Ihre Krankheit. Krankheit und Schmerz sind etwas Negatives. Wenn Sie ein positives, glückliches Lebensgefühl ausstrahlen, sind Sie von einer starken positiven Energie umgeben. Hier hat Negativität keinen Platz mehr und fühlt sich nicht wohl. Auch Krankheit wird das Weite suchen. Die positive, liebevolle, göttliche Energie ist immer stärker als die negative. Ändern Sie Ihre Grundeinstellung zum Leben und freuen Sie sich über Ihr neues, positives und schmerzfreies Leben.

In der Hektik des Tages vergisst man häufig, positiv zu denken. Wichtig ist es, sich dessen bewusst zu werden. Sobald Sie bemerken, dass Sie sich nicht im Gleichgewicht befinden oder schlecht fühlen, halten Sie ein und schließen Sie Ihre Augen. Fragen Sie sich: „Wodurch kann ich mich genau in diesem Moment gut fühlen, und welche Gedanken machen mich glücklich?"

Bevor Sie morgens aus dem Bett springen, sollten Sie sich etwas Zeit für sich und Ihre Gedanken nehmen. Ihr Tag sollte von Anfang an positiv gestimmt sein und nicht beginnen mit Gedanken an die Kleidung der Kinder, die noch hergerichtet werden muss, das Frühstück, das noch eingekauft werden soll, das Hemd, das gebügelt werden will, die Katze, die vor Hunger miaut, die Schuhe, die weiterhin ungeputzt im Flur muffeln, die neue Frisur, die viel zu umständlich zu bändigen ist. Bevor Sie sich aus dem Bett schwingen, sollten Sie sich durch positive Gedanken aufmuntern. Bedanken Sie sich für Ihren wunderbaren Schlaf und die (hoffentlich) schönen Träume. Waren diese angstvoll oder Albträume, seien Sie unbesorgt. Durch eine Veränderung Ihrer Grundeinstellung, Ihres Lebens und Ihrer Gedanken werden sich auch Ihre Träume ändern. Diese sind eine Spiegelung Ihres Inneren und Ihrer Ängste.

Nachts verarbeitet das Unterbewusstsein die erlebten Tagessituationen. Eine Änderung Ihrer Wertvorstellungen, Einstellungen zum Leben, zu Ihrer Krankheit und Ihrem Körper „drückt" unweigerlich neue Engramme in Ihr Gehirn. Unter einem Engramm (aus dem Griechischen: „hinein", „Inschrift") versteht man einen „physischen" Abdruck, den ein Gedächtnisinhalt im Gehirn hinterlässt. Gedächtnisforscher meinen, es handle sich um „eingeschliffene Bahnen" im Gehirn. Ein Engramm kann man demnach laut Aristoteles durch das Bild veranschaulichen, das einen Siegelring in Wachs drückt. Denken Sie in Zukunft positiv. Ihr Unterbewusstsein urteilt nicht, es nimmt an, was Sie Ihm eingeben. Es stellt keine Fragen, genauso wenig löscht es negative Programme selbstständig. Sie sind aufgefordert, sich ein neues, positiv gestimmtes Wachsbild in Ihr Gedächtnis zu „drücken".

Nachdem Sie sich für den herrlichen Schlaf bedankt haben, stellen Sie sich geistig Ihren Tag vor. Sehen Sie nur glückliche Bilder, lustige Menschen, verständnisvolle Freunde und positive Situationen. Steht Ihnen ein Vorstellungsgespräch, eine Besprechung, ein Vortrag oder eine Prüfung bevor, füllen Sie Ihren Kopf nicht bereits jetzt mit Horrorvisionen. Bleiben Sie immer positiv. Vertrauen Sie auf Gott, dass er Ihnen im richtigen Moment die richtigen Antworten eingibt. Stellen Sie sich mental die anstehende Situation so positiv wie möglich vor.

Ich habe mich vor mündlichen Prüfungen stets mit den Worten aufgemuntert: „Ich kann alles, komm, frag mich etwas!" Dabei habe ich keck den Kopf vorgestreckt und dem

Prüfer fest in die Augen gesehen. Natürlich konnte ich nicht immer alles und musste auch hin und wieder ein zweites Mal zur Prüfung antreten. Aber ich habe mich durch eine positive, aufmunternde Einstellung nicht bereits im Vorfeld mental „fertiggemacht" und bin immer zum angegebenen Termin erschienen. Die starke negative Kraft der Angst hilft Ihnen in solchen Situationen nicht wirklich weiter. Vertrauen Sie auch auf das Universum, wissen Sie, dass es stets bei Ihnen ist und Ihnen „zuflüstert!"

Gott aber spricht zu Moses: „Wer hat dem Menschen den Mund gegeben? Wer macht ihn sehend? Ich bin es, der Herr."
Und alle Einwände und Ängste von Moses vertreibt Gott mit seiner Verheißung: „Genug jetzt (mit deinen Ausflüchten und Ängsten). Geh! Ich werde dir helfen und dir eingeben, was du sagen sollst."

(2 Mose; 4,12)

Natürlich verfallen wir in die Routine des Tages und vergessen, dass wir eigentlich positiv denken wollten. Denken Sie stets daran, dass Sie selbst für Ihr Glück beziehungsweise Unglück verantwortlich sind. Sind Sie in Ihrer Welt unzufrieden und unglücklich (durch diesbezügliche Gedanken), können Sie hingehen, wohin Sie wollen, das Unglück und die Unzufriedenheit werden Sie verfolgen. Wichtig ist, sich seiner Gedanken und deren Einfluss auf das Leben bewusst zu sein. Sobald Sie sich mit düsteren Gedanken erwischen, ändern Sie diese. Fragen Sie sich, was Sie gerade jetzt denken oder tun könnten, damit Sie sich glücklich fühlen. Jeder Mensch kann sich durch heitere, frohgelaunte Gedanken fröhlich stimmen. Welche Gedanken bereiten Ihnen Freude? Was macht Sie glücklich und zufrieden?

Damit Sie während des Tages nicht das Positive vergessen, empfehle ich, auf einen Zettel aufbauende Worte zu schreiben. Platzieren Sie diesen Zettel an einem Ort, der sichtbar für Sie ist, zum Beispiel auf dem Schreibtisch, der Pinnwand, der Tür oder in einem Bilderrahmen. Schreiben Sie einen Satz, der Sie während des Tages immer wieder aufbaut und erinnert, dass das Leben schön ist.

Mein Lieblingssatz ist: „Ich liebe das Leben, es ist wunderbar!" Ich wechsle auch öfter mein Passwort am Computer, so werde ich ans positive Denken erinnert. Streicheln Sie Ihre Seele mit aufbauenden Worten und lesen oder sagen Sie Ihren Lieblingssatz so oft, bis Sie sich gut fühlen. Fühlen Sie sich in jedem Augenblick des Tages glücklich. Durch Freude und Glück verscheuchen Sie Ihre dunklen Gedanken, sodass Lebensfreude und Gesundheit sich in Ihrem Leben ausbreiten können.

Denken Sie an Gott

Emmet Fox empfiehlt, bei Schwierigkeiten, welcher Art auch immer, an Gott zu denken. Dadurch lenkt man sich von seinem Problem ab und geht in Harmonie mit Gott. Wenn Sie das nächste Mal an Schmerzen leiden oder sich Sorgen über Ihre Gesundheit machen, denken Sie an Gott. Es ist Gott, der nun handelt, und nicht Sie. Somit sind auch Ihre Ängste, Sorgen, Schwächen und Beschränkungen weg. Sie dienen nur als Kanal, durch den göttliche Aktionen stattfinden dürfen.

Emmet Fox schlägt vor, sich kein Bild von Gott zu machen, denn Gott ist Weisheit, Wahrheit, Liebe, er ist überall, hat unendliche Kraft und weiß alles. Das Ziel soll sein, nicht mehr an Ihre Schwierigkeiten (Krankheit, Schmerzen) zu denken und durch das Denken an Gott diese aus dem Bewusstsein zu verscheuchen.

Sie könnten denken: „Gott leitet mich jetzt" oder „Gott ist mit mir".

Wenn Sie bereit sind, Ihre Hälfte zu tun (an Gott zu denken), können Sie sicher sein, dass Gott niemals vergessen wird, seinen Teil zu tun.

„Du bist dort, wo deine Gedanken sind.
Sieh zu, dass deine Gedanken da sind,
wo du sein möchtest.
Rabbi Nachman von Bratzlaw

Es fällt Ihnen schwer, sich einfach in Gott fallenzulassen? Versuchen Sie wie ein fünfjähriges Kind zu fühlen oder zu denken. Können Sie sich noch an diese Zeit erinnern, als Sie den Kopf voller Streiche hatten und an nichts anderes als ans Spielen (und Essen) dachten? Sehen Sie Ihr Leben, Ihre Einstellungen, Ihre Zwänge, Ansichten und Ihren Lebensrhythmus wie ein Kind. Ohne die vielen Vorurteile und Wertvorstellungen, die wir als Erwachsene in unser Gedächtnis gepresst bekommen haben.

Können Sie glauben, dass Sie Gott sind? Nicht nur ein Teil Gottes, sondern Gott selbst? Wow, das schlägt ein wie ein Hammer! Sofort kommen Zweifel auf. Wie kann ich Gott sein? Vielleicht kommt es Ihnen in den Sinn, dass Sie doch nur ein kleines Würmchen in diesem Universum sind, mit vielen Fehlern, Zweifeln und Schmerzen. Und morgens, wenn Sie aufstehen, fühlen Sie sich, als hätte Ihnen ein Esel ins Kreuz getreten. Vielleicht denken Sie, dass es wohl unmöglich ist, Gott zu sein. Oder vielleicht doch?

Stellen Sie sich einen See vor. Dieser besteht aus Milliarden von Wassertropfen, und jeder dieser einzelnen Tropfen trägt dazu bei, dass ein See entsteht. Wenn Sie nun einen dieser Tropfen in ein Glas separieren, fühlt sich dieser allein und abgeschnitten vom restlichen Wasser. Wenn man dem einzelnen Tropfen sagt, dass er der See ist, bricht er in Gelächter aus. Wie Sie, wenn man Ihnen sagt, dass Sie Gott sind!

Gott ist überall, in jedem unbelebten Gegenstand, jedem Tier, jeder Pflanze und jedem Menschen. Wenn Gott überall ist, dann ist alles Gott. Also sind auch Sie und ich Gott. Gott hat Ihnen den freien Willen gegeben. Sie dürfen über Ihre Gedanken, Gefühle und Handlungen selbst entscheiden. Ihnen ist bereits bewusst, dass Sie aus Unwissenheit falsch gedacht und sich Ihr „patschertes" Leben kreiert haben. Jetzt wissen Sie, dass Ihnen nichts mehr passieren kann, denn Sie sind Gott.

Glauben Sie, dass Gott Angst vor dem Leben hat? Dass er morgens schmerzgebückt aus dem Bett kriecht und wütend auf sich und die Welt ist? Dass er sich eine Schmerztablette einwirft, anstatt perfekt zu denken? Gott denkt immer nur positiv, energievoll, kraftvoll und aufmunternd. In einem gewissen Maß erleidet er vielleicht ein wenig Schmerzen, denn die meisten Menschen zwickt es hier und dort mal. Da ich davon überzeugt bin, dass jeder Mensch Gott ist, leidet er wohl (mit uns). Er lässt uns den freien Willen, zu leiden.

Entschließen wir uns, nicht mehr zu leiden, lassen wir die Schmerzen und das falsche Denken los und werden gesund. Klingt sehr einfach und kindlich. Ich habe es probiert, und es ist einfach. Sagen Sie: „Verschwinde, Schmerz, ich will dich nicht mehr", halten Sie Ihn nicht fest, dann zieht er Leine. Zweifeln Sie nicht und probieren Sie es ernsthaft aus. Wenn Sie das annehmen können, geben Sie sich eine Chance zur Gesundheit. Vergessen Sie Ihre Krankheit und denken Sie wie Gott, denn Sie sind Gott!

Gott ist Leben. Gott lebt nicht etwa oder gibt uns Leben – Gott ist das Leben. Er ist Ihr Leben, denn Sie sind er. Gott ist Existenz oder Dasein.

Gott ist Wahrheit – Jesus sagte: „Erkennt die Wahrheit, und die Wahrheit wird euch frei machen." (Johannes 8:32). Die Wahrheit ist der große Heiler.

Gott ist Liebe – es gibt keinen Umstand, der nicht durch genügend Liebe geheilt werden kann. Sobald Sie den Willen haben, zu lieben und Ihr Leben mit mehr Liebe betrachten, tritt Heilung ein. Suchen Sie die Liebe nicht in äußeren Dingen, denn sie befindet sich in Ihrem Herzen. So lange Sie keine Liebe in Ihrem Herzen haben, kann Ihnen die göttliche Liebe nicht helfen. Füllen Sie Ihr Herz mit göttlicher Liebe, indem Sie an Liebe denken, mit Liebe fühlen und Liebe ausdrücken. Wenn das Gefühl von göttlicher Liebe in Ihnen stark genug ist, wird es Sie heilen und Ihre Probleme lösen. Erkennen Sie nun, warum Kritik, Nörgelei, Klagen oder der Wunsch, andere zu übervorteilen usw. sich fatal auf Ihr Leben auswirken? Dadurch verhindern Sie, dass die göttliche Liebe Sie heilen kann.

In seinen vielen Vorlesungen hat Emmet Fox, ein Vertreter der Neugeistbewegung des frühen 20. Jahrhunderts, seine Anhänger dazu angehalten, sich der Liebe bewusst zu werden. Lassen Sie folgende Worte in Ihrem Unterbewusstsein wirken:
„Meine Seele ist erfüllt von göttlicher Liebe, und ich bin von göttlicher Liebe umgeben. Ich strahle Liebe und Frieden in die ganze Welt. Ich habe bewusst göttliche Liebe in mir. Gott ist Liebe, und hier existiert nichts anderes als Gott und seine Selbstdarstellung. Alle Menschen sind

ein Ausdruck von göttlicher Liebe, somit kann ich nichts anderes als den Ausdruck von göttlicher Liebe erfahren. Nichts außer der Selbstdarstellung von göttlicher Liebe findet statt. All dies ist wahr, und ich danke Gott dafür."[33]

Gott ist Intelligenz – Gott ist nicht bloß intelligent, er ist die Intelligenz selbst. Ein intelligentes Universum kann nicht in Disharmonie sein, da alle Ideen gemeinsam für ein Gutes arbeiten.

Gott ist Seele. Genau in diesem Moment sind Sie der Ausdruck Gottes. Sie sind nicht ein kleiner, persönlicher Gott, sondern die Individualisierung des einen und einzigen Gottes. Was immer Sie tun, erinnern Sie sich, dass es Gott ist, der durch Sie handelt.

Gott ist Spirit, Geist.
„Ihr Lieben, glaubt nicht einem jeden Geist, sondern prüft die Geister, ob sie von Gott sind, denn es sind viele falsche Propheten ausgegangen in die Welt. Daran sollt ihr den Geist Gottes erkennen: Ein jeder Geist, der bekennt, dass Jesus Christus in das Fleisch gekommen ist, der ist von Gott; und ein jeder Geist, der Jesus nicht bekennt, der ist nicht von Gott... Kinder, ihr seid von Gott und habt jene überwunden, denn der in euch ist, ist größer als der, der in der Welt ist. Sie sind von der Welt, darum reden sie, wie die Welt redet, und die Welt hört sie. Wir sind von Gott, und wer Gott erkennt, der hört uns; wer nicht von Gott ist, der hört uns nicht. Daran erkennen wir den Geist

der Wahrheit und den Geist des Irrtums. (Johannes 4:1)

Gott ist Naturgesetz. Viele Menschen denken nicht, dass Gott auch Naturgesetz sein kann, aber er ist es. Ein einfaches Naturgesetz, dem Sie täglich auf der Erde begegnen: die Erdanziehung. Sobald Sie etwas fallenlassen, fällt es in Richtung Boden. Niemals fliegt es nach oben. Das können Sie überall auf der Erde ausprobieren. Seit Milliarden von Jahren ist das ein Naturgesetz und wird es auch noch Milliarden von Jahren sein. Auch Gott ist ein perfekt ausgeklügeltes, harmonisches Naturgesetz, das sich nie ändert.[34]

Sie sehen, Gott ist der Schlüssel. Wenn Sie an Schmerzen leiden oder ein bestimmtes Thema Sie zum Wahnsinn bringt, dann denken Sie an Gott. Er richtet es für Sie. Ich möchte nochmals betonen, dass es wichtig ist, sich seiner negativen Gedanken bewusst zu werden. Nur so können Sie diese positiv umpolen, indem Sie sich vorstellen, was Sie möchten. Vertrauen Sie, dass es im Universum genügend Lösungsmöglichkeiten für Sie gibt, auch wenn es momentan für Sie unvorstellbar ist. Alles in Ihrem Leben können Sie ändern, wenn Sie genügend Energie auf die Dinge richten, die Sie möchten. Wünschen Sie sich Gesundheit, dann denken Sie an Gesundheit. Wenden Sie Ihre Gedanken von Krankheit ab, sehen Sie sich als gesund, denken Sie nicht dauernd an Ihr Leiden, erzählen Sie anderen Menschen nicht davon. Vertrauen Sie darauf, dass Gesundheit in Ihr Leben strömt und alles gut wird.

Beschäftigen Sie sich nicht damit, wie es geschehen soll, das ist nicht Ihre Angelegenheit. Darum kümmert sich das Universum. Auch Gott (der Kosmos, das Universum, der Große Geist...) wird in dem Maß auf Ihr Leben einwirken, wie Sie es zulassen können oder wollen. Durch Ihren freien Willen können Sie aktiv zulassen, dass das Universum Ihnen hilft, oder Sie können es ablehnen. Durch Ihre Gedanken bestimmen Sie selbst, ob Gott Ihnen beiseitestehen darf, oder ob er zähnefletschend das große Zepter schwingt und Prüfungen oder Strafen auf Sie legt. Sie bestimmen in Ihrer Welt, welchen Gott Sie haben möchten. Die Wahl liegt bei Ihnen.

Vielleicht fragen Sie jetzt, warum Gott nicht interveniert, wenn etwas Bedrohliches geschieht, wenn es Ihnen schlecht geht oder Sie von negativen Umständen umgeben sind? Da er das Gesetz des freien Willens erschaffen hat, muss er sich auch selbst daran halten, oder? Gott denkt immer an Gesundheit, Wohlstand, Wohlbefinden, Glück, Frieden, Freude, Liebe, ans Positive. Sie entscheiden, ob Sie lieber positive oder negative Dinge in Ihr Leben lassen möchten. Sicherlich werden Sie nicht von Gott durch widrige Lebensumstände oder Krankheiten bestraft. Durch Ihre Gedanken bestimmen Sie Ihr Lebenskonzept, Ihre Meinungen und Wünsche. Sie selbst sind der Schöpfer Ihres Lebens. So bitter es klingen mag, auch der Ihrer negativen Umstände und Ihrer Krankheit. Für Gott ist Gesundheit der Normalzustand. Glauben Sie, dass Gutes, Gesundheit, Wohlbefinden, Glück und Freude in Ihr Leben kommen, und es wird unweigerlich angezogen.

In der folgenden Erzählung erfahren Sie von der Verbindung zu Gott und der Wirkung der Kraft des Glaubens.

Am 6. August 1945, um 2:45 Uhr nachts, startete auf der Pazifikinsel Tinian ein amerikanischer Bomber in Richtung Japan mit dem Ziel, Hiroshima auszulöschen. Nach planmäßigem Flug wurde um 8:15 Uhr eine Bombe auf Hiroshima abgeworfen. Augenblicke später zuckte ein ungeheurer Lichtblitz auf, und die Stadt wurde von kochendem Rauch bedeckt, der die Gebäude in die Luft sprengte. Eine riesige Explosionswolke erreichte in wenigen Minuten bis zu 20.000 Meter Höhe. Hunderttausende Menschen starben innerhalb weniger Sekunden, wurden verstümmelt oder trugen schwere Verletzungen davon.

Lange Zeit blieb verborgen, was noch während dieser Explosion geschah. Vier Jesuitenpadres, die in einem Pfarrhaus, das nur acht Häuserblocks entfernt vom Zentrum der Explosion stand, lebten, wurden auf wunderbare Weise beschützt. Pater Hubert Schiffer, zu jener Zeit als 30-jähriger Priester in der Pfarrei „Maria Himmelfahrt" in Hiroshima tätig, erzählte 1976 beim Eucharistischen Kongress in Philadelphia (USA) vor zehntausenden Zuhörern von der Bombenexplosion:

„Plötzlich, zwischen zwei Atemzügen, wurde der blaue Himmel über Hiroshima von einem blendenden, unbeschreiblich grellen, intensiven Licht erhellt. Nur gleißende Helligkeit umgab mich. Ich konnte weder sehen noch denken. Für einen Moment stand alles still. Ich schwamm in einem Ozean von Licht, hilflos und voller Furcht. Der Raum

231

schien in tödlicher Stille den Atem anzuhalten. Plötzlich war alles erfüllt vom Donnerschlag einer schrecklichen Explosion. Eine unsichtbare Kraft schleuderte mich vom Stuhl. Es schlug, schüttelte und wirbelte mich durch die Luft wie ein Blatt im Herbstwind. Dann war alles in Dunkelheit getaucht, in ein stilles Nichts. Ich war nicht bewusstlos, denn ich versuchte zu denken, was passiert war. Mit meinen Fingern tastete ich mich in diesem totalen Dunkel ab. Ich lag mit meinem Gesicht nach unten in zersplittertem Holz und konnte nicht sehen und hören. Ich glaubte, ich wäre tot! Dann vernahm ich meine eigene Stimme. Das war die erschreckendste Erfahrung von allem. Es zeigte mir, dass ich noch am Leben war, und in mir wuchs die furchtbare Gewissheit, dass eine grauenhafte Katastrophe passiert sein musste."

Einen ganzen Tag verbrachten Pater Schiffer und drei seiner Mitbrüder in der Hölle von Feuer, Rauch und Strahlung, bis sie von Rettungsleuten gefunden wurden. Es ist bis zum heutigen Tag nicht erklärlich, warum diese vier Jesuitenpadres in einem Umkreis von 1,5 km die einzigen Überlebenden waren. Auch erlitt keiner der Padres Schaden durch die radioaktive Strahlung. Das Pfarrhaus, das nur acht Häuserblocks vom Explosionszentrum entfernt war, hielt der Explosion stand, obwohl alle Gebäude ringsum völlig zerstört und ausgebrannt waren. Pater Schiffer wurde im Laufe der Jahre von 200 amerikanischen und japanischen Ärzten sowie Wissenschaftlern untersucht, die keine Erklärung fanden, warum er so viele Jahre nach der Explosion ohne Spätfolgen bei guter Gesundheit verweilte. Normalerweise leiden die Opfer nach Atombombenabwürfen an den Spätfolgen. Eine erhöhte Rate von Krebserkrankungen, vor allem Brust-, Schilddrüsen-, Lungen- und Blutkrebs wie Leukämie sind zu erwarten. Staunend hörten alle immer wieder die gleiche Antwort von Pater Schiffer auf ihre vielen Fragen: „Als Missionare wollten wir in unserem Leben einfach die Botschaft der Gottesmutter von Fatima leben, und deshalb beteten wir täglich den Rosenkranz."[35]

Viele Menschen empfinden ein Gefühl der inneren Leere und verspüren eine unbestimmte Sehnsucht in sich. Nichts kann sie erfüllen, sie fühlen sich traurig, mutlos und depressiv. Oft leiden sie unter körperlichen Symptomen, zum Beispiel unter Kopfschmerzen, Enge in der Brust, Herzrasen, Herzrhythmusstörungen, Schlafstörungen. Es ist ihnen nicht bewusst, dass die Leere und die körperlichen Auswirkungen Zeichen einer unerfüllten Sehnsucht ihrer Seele sind. Die Seele, die sich mit dem Einen verbinden möchte. Es ist die Seele, die an einem Mangel leidet.
Andererseits gibt es Menschen, die das Gefühl haben, nicht genügend geliebt zu werden. Diese Menschen können Liebe in Gott finden. Den spirituellen Weg geht man aus Sehnsucht nach der Quelle. Nicht nur die Seele hat Sehnsucht nach ihrer Quelle, auch die Quelle hat Sehnsucht nach der Seele und will sich vereinigen. Der persische Dichter und Sufi-Meister Rumi sagte: „Nie war mir bewusst, dass auch Gott sich nach uns sehnt." Die Seele vernimmt den Ruf des Einen und will ihm folgen.

Wie kann man Gott spüren?

Denken Sie an eine heiße Dusche und stellen Sie sich darunter. Nehmen Sie bewusst die liebevollen, warmen Gottesstrahlen auf. Spüren Sie, wie bestimmte Teile Ihres Körpers, zum Beispiel Ihre Hände, Füße, Ihr Gesicht oder andere Teile Ihres Körpers, warm werden. Gott ist immer präsent, auch in diesem Moment. Gottes warme Strahlen erfüllen immer die Erde, Sie müssen nur den richtigen „Sender" einstellen. So lange Sie sich nicht auf den Gotteskanal eingestellt haben, können Sie nichts oder nur sehr wenig von der heilenden Energie spüren. Gottes heilende und liebende Kraft umhüllt immer unseren Lebensraum.

Stellen Sie sich vor, dass Gott Sie berührt, und nehmen Sie die heilende Energie des Universums auf. Wenn Sie sich Gesundheit wünschen, sollten Sie täglich bewusst die richtige Frequenz einschalten und die göttliche Heilkraft in Ihren Körper strömen lassen. Probieren Sie es aus. Schließen Sie Ihre Augen, und stellen Sie sich vor, über Ihnen befindet sich ein riesiger Duschhahn, der ewig geöffnet ist. Die heilbringende Energie strömt fortwährend auf Sie herab. Sie brauchen jetzt nur noch zu denken, dass Sie bereit sind, sie aufzunehmen. Möglicherweise spüren Sie nicht sofort etwas. Verzweifeln Sie nicht, nach einigen Versuchen wird es Ihnen gelingen. Legen Sie die Handflächen nach oben auf Ihre Oberschenkel und sagen oder denken Sie: „Ich bitte um die göttliche Heilkraft." Sehen Sie vor Ihrem geistigen Auge, wie ein heilbringendes Licht Ihren gesamten Körper umstrahlt, und danken Sie für die Heilung. Fühlen Sie die Wärme, die auf Ihren Körper niederrieselt und Gesundheit bringt.

Gott ist jederzeit anwesend. Wenn Sie sich ihm öffnen, kann er agieren. Durch Ihren freien Willen können Sie selbst entscheiden, ob Sie die göttliche Kraft annehmen möchten oder nicht. Auch wenn Sie die Energie nicht gleich spüren können, ist sie doch immer da. Bitten Sie darum, dass alle „verrosteten" Leitungen durchgeputzt und alle festsitzenden, krankmachenden Schlacken abtransportiert werden. Geistig stellen Sie sich vor, wie die heilenden Strahlen Ihren gesamten Körper auskleiden, bis in jede kleinste Zelle. Somit wird die Krankheit mit den in die Erde „abrinnenden" Strahlen aus dem Körper geschwemmt. An der Stelle, an der Ihre Krankheit sitzt, lassen Sie das Licht besonders stark leuchten. Vergessen Sie nicht, für die Wärme und die Heilung zu danken.

„Gott sehnt sich nach den Menschen, von Anfang an. Doch der Mensch geht eigene Wege und kommt auf Abwege."

Lukas 15 1-7

In Peru wird der Glaube anders als in Deutschland ausgelebt. Ich freue mich, Ihnen die Geschichte vom „Señor de los Milagros", dem Herr der Wunder, zu erzählen.

E-Mail an meine Freunde in Wien:
Prozession des Señor de los Milagros

Liebe Freunde,

heute möchte ich euch etwas über die kirchlichen Bräuche der Peruaner erzählen. Gestern durfte ich der Prozessionsfeier des Señor de los Milagros – „Herr der Wunder" – beiwohnen. Es handelt sich dabei um das Bild eines gekreuzigten Christus, das man im Jahr 1651 auf einer Lehmmauer fand. Das Bild wurde vermutlich von einem schwarzen Sklaven gemalt, der im Zuge der Eroberung des Inkareichs mit den Spaniern eingewandert war. Dieses Bild widerstand einer Legende zufolge allen Versuchen, es zu entfernen und überstand unversehrt ein starkes Erdbeben am 13.11.1655, das fast die gesamte Stadt Lima zerstörte. Nachdem die Mauer mit dem Bild auch noch einem zweiten Erdbeben am 20.10.1687 ohne Schaden trotzte, wurde es von allen Bevölkerungsschichten akzeptiert.

Die Prozession „El Señor de los Milagros" ist ein kirchliches Fest, das jedes Jahr am 18. November gefeiert wird. Kleinere Prozessionen finden das ganze Jahr über statt, bei diesem Fest aber handelt es sich um die größte Prozession des Landes, der mehr als eine halbe Million Menschen beiwohnen. Jedes Jahr hüllt sich die einstige „Stadt der Könige" (Lima) ab dem 1. Oktober in Lila. An Häusern, Plätzen, öffentlichen Gebäuden, Kirchen und auch Autos hängen lilafarbene Fahnen oder Banner. Selbst die Bevölkerung kleidet sich in Lila. Frauen tragen lilafarbene

Kleider, Männer lilafarbene Krawatten. Die beliebteste Fussballmannschaft des Landes passt ihre Trikots der Farbe Lila an. In den Straßen, durch die der Señor de los Milagros zieht, bemalen die Einwohner die Mauern ihrer Häuser. So beschloss auch mein Schwiegervater, eine Mauer für den Festakt neu bemalen zu lassen. Ein Dekorationstrupp der Stadt Lima schmückte nachts unsere Straße mit Hunderten von lilafarbenen Bildchen des Señor de los Milagros. Leider hingen sie zu tief und wurden durch einen großen Lastwagen wieder alle abgerissen. Schade eigentlich, es hatte hübsch ausgesehen.

Ausgerichtet wird die Prozession von der „Bruderschaft des Señor de los Milagros". Es bedeutet eine große Ehre für die Männer, die mithelfen dürfen, das auf einer Trage stehende 1.500 Kilogramm schwere Christusbild geschultert durch die Stadt zu tragen. Das Bild ist eingerahmt in Gold und Silber, auch die Trage besteht teilweise aus diesen Edelmetallen. Um das Bild herum befinden sich viele Kerzen und bunte Blumengestecke. Dies alles wird von 32 in Lila gekleideten Männern auf den Schultern durch die Straßen getragen, die alle fünfzehn Minuten durch eine neue Mannschaft abgelöst werden. Die Gesamtstrecke beträgt etwa sechs Kilometer.

Um der Prozession beizuwohnen, richteten wir es uns gemütlich auf der Dachterrasse ein. So konnten wir das Geschehen von oben beobachten. Gegen Abend war es endlich so weit. Bereits von Weitem hörten wir die festliche Blasmusik. Nach einiger Zeit sahen wir eine gewaltige Menschenmenge, die sich auf unsere enge Straße zuwälzte.

Den Anfang machten 65 singende Frauen mit weißem Spitzenkopftuch, gefolgt von 75 Weihrauchträgerinnen und unzähligen Männern in lila Kutten. Danach folgte das Christusbild, das von 32 Männern der Bruderschaft getragen wurde, die sich im Gleichschritt fortbewegten. All dies sperrten viele Polizisten durch dicke Seile ab, um die Heiligenfigur sicher durch die Straßen zu führen.

Vielen Menschen ist es ein Bedürfnis, die Heiligenfigur oder die Trage zu berühren. Während der Prozessionen kommt es immer wieder zu Spontanheilungen.

Von unserer Aussichtswarte weit oben betrachteten wir die Prozession und litten mit den Menschen mit, die sich durch unsere enge Straße zwängten. Ihr müsst euch vorstellen, es marschieren zirka sechs Menschen auf einem Meter. Durch die gewaltige Menschmenge wurden die am Rand gehenden Personen an die Hausmauern gepresst, was sicherlich nicht ungefährlich ist. Mein Schwiegervater erzählte mir, wie es war, als er mit sechzehn zarten Lebensjahren das erste und auch letzte Mal bei einer Prozession mitging. Er wurde rechts und links von zwei schwergewichtigen Frauen eingequetscht, sodass es ihm unmöglich war, seine Hände zu bewegen. So konnte er sich nicht wehren, als er bemerkte, dass sich jemand von hinten an seine Hosentaschen ranmachte, um ihm sein Geld aus der Tasche zu ziehen!

Sicherlich haben die Diebe in der Menschenmenge auch heute wieder ein rundes Geschäft gemacht – aber ertragreich war es auch für die Straßenverkäufer, die mit einigen Metern Abstand hinter der Prozession hergingen, um Essen, lilafarbene Señor-de-los-Milagros-Anhänger, Rosenkränze, Seifenblasen und kiloschwere lilafarbene Bibeln zu verkaufen. Die Stimmung war unbeschreiblich und für mich ähnlich wie Weihnachten, als ich noch ein Kind war und aufgeregt, mit glänzenden Augen, auf das Christkind wartete.

Saludos an Viena,
Andrea

Alles, was der Mensch denkt, fabriziert, beherrscht, vervielfältigt und in seinem Umfeld ansammelt, ist eins mit ihm. Er ist die exakte Spiegelung des Bildes, das er in seiner Seele trägt. Deswegen denken Sie von sich immer nur das Beste und, vor allem: denken Sie positiv. Stellen Sie sich Gesundheit, Lebensfreude, Glück und Liebe vor. Lehnen Sie Krankheit bewusst ab. Sagen Sie: „Ich bin gesund. Ich bin das Leben. Das Leben ist Gesundheit. Gesundheit ist die einzige Wahrheit." So wird Gesundheit unweigerlich in Ihr Leben gezogen.

Entdecken Sie in sich Ihre kreative Kraft und verbinden Sie sich mit Gott, um Ihre täglichen „Probleme" zu lösen.

Emmet Fox drückt dies so aus:
„Diese Kraft (Gott) ist die wahre Quelle aller Dinge, die existieren. Die Kraft muss nur in dir selbst fließen, um dich in Gesundheit, echten Wohlstand, Inspiration oder jedes beliebiges Ding, das du benötigst, zu transformieren. Die

Kraft ist hier. Sie ist allgegenwärtig. Sie gehört niemand Speziellem, denn sie gehört allen. Sie wartet immer, in jedem Moment, dass die Männer und Frauen sie rufen und einsetzen, nicht nur in Krisenzeiten, sondern bei jedem Problem, auch wenn es klein ist und deiner täglichen Routine angehört."

Denken Sie stets positiv

Das wichtigste Ziel im Leben ist, sich immer und zu jeder Zeit gut zu fühlen. Arbeiten Sie daran, sich jeden Moment des Tages positiv zu fühlen. Dadurch ersparen Sie sich viele Komplikationen. Wie kann ich mich in genau diesem Moment gut fühlen? Wie fühle ich mich momentan? Was kann ich jetzt denken, um mich besser zu fühlen?

Bereits morgens ist es sehr wichtig, sich mit positiven Gedanken zu beschäftigen. Falls Sie schon beim Aufstehen denken: „Was für ein „Sch...tag", schimpfend nach Ihrer Kleidung suchen, den Hund anschreien (oder Ihren Partner), in die Küche poltern und mit finsterem Gesicht auf die Kaffeemaschine einklopfen, voller Zorn nach den Kindern schreien, die sich wie jeden Morgen nicht aus den Federn schwingen wollen, wutentbrannt die Kinderzimmertür aufreißen und Schimpftiraden loslassen, während Sie die Bettdecke Ihrer Sprösslinge wegziehen, sauer zum Fenster stürzen und dabei verärgert die am Boden liegenden Spielzeuge wegtreten, in die Küche stürmen, um das Frühstück zuzubereiten und Ihre verschlafenen Kinder anbrüllen, weil diese zu spät dran sind, fallen Sie sicherlich erschöpft aufs Sofa, wenn alle endlich aus dem Haus sind. Eine negative Einstellung zu Tagesbeginn zieht sich meistens durch den ganzen Tag. So werden Sie niemals einen schönen Tag haben. Es ist fast unmöglich, denn nachdem Sie bereits morgens alles dafür getan haben, um einen schrecklichen Tag zu haben, dürfen Sie sich nicht wundern, wenn er schrecklich ist.

Begrüßen Sie den neuen Morgen mit Angst und Unmut, seien Sie sich bewusst, welche negative Energie Sie im Voraus in den Tag senden. Sie sagen damit zu Ihrem Leben: „Ich hasse den Tag, ich möchte nicht aufstehen, ich verabscheue mein Leben und will lieber wieder Schlafengehen, und wenn ich aufstehe, dann mache ich mit meinem widerlichen Leben weiter!" Diese negativen Gedanken und Handlungen ziehen wieder negative Gedanken an. Ändern Sie Ihre morgendliche Routine und schreien Sie Ihren Wecker einmal nicht an, wenn er Sie aus Ihren süßen Träumen reißt. Klopfen Sie auf den Wecker und denken Sie: „Was für ein herrlicher Tag heute, ich liebe das Leben, ich freue mich auf den neuen Tag, er wird wunderbar werden." Gehen Sie ins Bad und lächeln Sie sich an. Schreien Sie trotz der Tatsache, dass Sie aussehen, als hätten Sie die ganze Nacht durchgesoffen: „Ich liebe dich" in den Spiegel. Wenn Sie sich nicht gleich besser fühlen, dann wiederholen Sie die Worte, und vergessen Sie nicht zu lächeln. Sie werden erstaunt sein, wie heilend und aufbauend diese Worte morgens wirken.

Auch wenn Ihnen ein stressiger, arbeitsreicher Tag bevorsteht, denken und handeln Sie positiv. Erstens hilft es Ihnen, den Stress abzubauen, denn hektisches Arbeiten, Tippen, Sprechen, Schreiben oder Laufen machen Ihre Arbeit auch nicht leichter und weniger stressig. Zweitens powern Sie sich weniger aus und bleiben gesund. Ihr Chef leidet sicherlich nicht für Sie nach Arbeitsschluss, wenn Sie sich kraftlos und ohne Energie nach Hause schleppen. Bauen Sie sich mit kraftvollen Worten auf. Wenn Sie zum

Beispiel ein wichtiges Meeting haben, ein Gespräch oder einen Vortrag halten müssen, vertrauen Sie, dass Ihnen im richtigen Moment die korrekten Worte einfallen. Vertrauen Sie auf das Universum, dann hilft es Ihnen ganz sicher. Bauen Sie sich mit positiven Worten auf. Sprechen Sie in der Gegenwart so, als ob die Situation jetzt gerade stattfindet: „Alles ist gut, es ist ein großartiges Vorstellungsgespräch, die andere Person und ich verstehen uns prächtig, mein Vortrag ist wunderbar, alle sind zufrieden und verstehen, was ich sage."

Denken Sie daran, dass Sie sich im Laufe Ihres Lebens viele negativen (und positiven) Gewohnheiten zu eigen gemacht haben. Alles, was wir sprechen und denken, beeinflusst direkt unser Leben und unsere Lebensqualität. Unsere Gedanken bestimmen über ein glückliches oder unglückliches Leben, Freude, schlechte Stimmung, Krankheit oder Gesundheit.

Wichtig für Sie ist es zu erkennen, dass Emotionen schädigend auf den Körper wirken können. Nur wenn Sie sich bewusst machen, welchen Gefühlen Sie viel Platz in Ihrem Leben geben, können Sie diese auch ändern. Wut zum Beispiel ist ein sehr verbreitetes Gefühl. Wer war noch nie wütend? Klar, man kann über etwas wütend sein. Das ist ein kurzer Zustand, den man am besten schnell wieder vergisst. Lebt man aber jahrelang seine Ungeduld und seine Wut durch Jähzorn und heftiges Aufbrausen aus und ärgert sich über jede Kleinigkeit, kann diese Wut Krankheiten auslösen.

Je mehr Sie daran arbeiten, Ihre Gedanken bewusster

anzuwenden, desto schöner, freier und reicher wird Ihr Leben. Positiv denken und sich mit positiven Worten aufbauen können Sie überall, Sie müssen sich nicht an einem stillen Örtchen oder im letzten Kämmerchen verstecken. Sobald Sie sich bewusst werden, was Sie wann denken, können Sie es ändern.

Ich persönlich ärgere mich manchmal, wie schwierig ich mir selbst mein Leben in früheren Jahren gestaltet habe. Auch ich wusste lange nichts vom positiven Denken. Es hat mein Leben enorm bereichert. Heute bin ich ein anderer Mensch als noch vor einigen Jahren. Ich bin mir meiner kraftvollen Gedanken bewusst und wende diese auch dementsprechend an. Auch für andere. Je mehr Sie sich für andere Menschen einsetzen, desto mehr Energie fließt zu Ihnen zurück. Wenn Sie anfangs Rückschläge erleiden, verzweifeln Sie nicht. Wenigstens haben Sie etwas an Ihrem Lebensstil, Ihren Gedanken und Handlungen geändert. Es ist in Ihr Bewusstsein gedrungen, dass etwas in Ihrem Leben schief läuft. Versuchen Sie herauszufinden, wo der Fehler liegt. Nichts in Ihrem Leben ist Zufall. Das Leben will Ihnen keinen „Haxen" stellen, sondern Sie stellen ihn sich selbst.

Was denken Sie morgens, wenn Sie durch das schrille Läuten des Weckers aus dem Schlaf gerissen werden? Was denken Sie, wenn Sie aufstehen und ins Badezimmer schreiten? Welche Gedanken gehen durch Ihren Kopf, wenn Sie sich zähnefletschend die Zähne putzen? Wenn Sie in der morgendlichen Hektik Ihr Make-up verschmieren und die störrischen Haarlocken nicht so herrlich fallen wollen, wie es Ihnen Ihr Frisör versprochen hat? Wie reagieren Sie, wenn alle passenden Strumpfhosen ein Loch haben? Wie handeln Sie, wenn Sie nur einen Schuh finden und nach längerem Suchen den zweiten, von Ihrem Hund abgenagt und angesabbert, unter dem Sofa entdecken? Was denken und sagen Sie zu Ihren verschlafenen Sprösslingen, wenn diese griesgrämig im Kakao rühren und schlechte Stimmung verbreiten?

Denken Sie daran, dass all dies Ihr Leben beeinflusst und über Ihre Lebensqualität und Gesundheit bestimmt. Ihr Leben ist genauso, wie Sie täglich Ihren Tag leben. Vertrauen Sie auf Ihre innere Kraft, die in Verbindung mit der universellen, göttlichen Intelligenz steht. Seien Sie stets dem Leben gegenüber positiv eingestellt, auch wenn es momentan „schwierig" ist. Viele Vorstellungen in unserem Leben sind schlicht und einfach falsch. Je kindlicher, naiver und einfacher zu denken Sie sich selbst gestatten, desto schneller wird sich Ihr Leben ändern und einfacher werden. Das Leben kann wunderschön sein, wenn Sie es zulassen können. Darum sagen Sie täglich:

„Ich liebe das Leben!
Das Leben liebt mich!"

Zusammenfassung

- Nur wenn Sie sich Ihrer negativen Gedanken, Aussagen und Lebenseinstellungen bewusst werden, können Sie diese ändern. Sobald Sie erkennen, dass Sie es selbst sind, der/die durch negatives Denken, Kritik, Wut, Neid... Ihr Leiden anzieht, sollten Sie dies ändern. Verharren Sie in Ihrer alten Lebensweise, sind Sie <u>bewusst</u> selbst schuld an Ihrer Krankheit.

- Tun Sie alles, um sich jederzeit gut zu fühlen. Gute Gedanken bereits am Morgen stimmen Ihr Gemüt positiv und lebensbejahend für den Tag.

- Lassen Sie das Universum an Ihrem Leben teilhaben. Bei Schwierigkeiten, welcher Art auch immer, denken Sie an Gott. Seien Sie sich stets bewusst, dass Sie nicht Ihr Körper sind, sondern immer in Verbindung mit Gott stehen.

- Denken Sie naiv: Bei Verletzung, Erkrankung, Verkühlung usw. denken oder sagen Sie laut: „Das nehme ich nicht an, ich will diese Krankheit nicht!" Je kindlicher Sie denken können, desto einfacher werden Sie sich ein neues „Gesundheitsschema" anlernen.

- <u>Lichtheilung</u>:
  Denken Sie an die kranke Stelle und stellen Sie sich weißes, göttliches Licht an dieser Stelle vor. Schicken Sie mit jedem Atemzug das Heillicht an die betroffene Stelle und verschwenden Sie keinen Gedanken mehr an Krankheit.

Literaturverzeichnis

1 Jack Canfield, Mark Victor Hansen, *Hühnersuppe für die Seele*, Arkana München, Deutsche Erstausgabe 1996
2 Conny Mendez, *Metafisica 4 en 1*, Ediciones Continente, 2010
3 Jack Canfield, Mark Victor Hansen, *Hühnersuppe für die Seele*, Arkana München, Deutsche Erstausgabe 1996
4 Anton Ponce de Leon Paiva, *En Busca del Anciano*, Deva´s 2005, Argentinien
5 http://www.kamasha.de/heilzentren/zentren.php
6 *The Subtle Body*, Cyndi Dale, Sounds True Inc., 2009
7 http://www.who.int/mediacentre/factsheets/fs311/en/
8 http://www.faz.net/aktuell/gesellschaft/gesund-heit/studie-zu-uebergewicht-ungebildet-arbeitslos-fett-11670091.html
9 *The Subtle Body*, Cyndi Dale, Sounds True Inc., 2009
10 *The Subtle Body*, Cyndi Dale, Sounds True Inc., 2009
11 Masaru Emoto, *El Agua, espejo de las palabras*, Editorial Sirio, S.A., Espana, 2008
12 Tamara Quinn, Elisabeth Heller, Jeanie Lee Bussell, *Fully Fertile – natürlich schwanger*, Co´Med Verlagsgesellschaft mbH, 2010
13 Dr. Maoshing Ni, *Der Gelbe Kaiser*, Scherz Verlag, Titel der Originalausgabe: *The Yellow Emperor´s Classic of Medicine*, Shambhala Publications, Boston, USA, 1995

14 Quellen :
Prof. Dr. med. G. Kubiena, *Kleine Klassik für die Akupunktur*, Verlag für medizinische Wissenschaften Wilhelm Maudrich, Wien, 2000,
Klaus Dieter Platsch, *Psychosomatik in der Chinesischen Medizin*, Urban & Fischer Verlag, München, 1. Auflage Oktober 2000,
Foks Hillenbrand, *Leitfaden Chinesische Medizin*, Urban & Fischer, München, 1. Auflage Juni 1997

15. Klonorf-Cohen, H., *A prospective study of stress among women undergoing in vitro fertilization or gamete intrafallopian transfer*, Fertility and Sterility (2001) 76, 675-87

16 http://www.lungenaerzte-im-netz.de/lin/show. php3?id=40&nodeid

17 Tina Kold Jensen, et al, *Caffein Intake and Semen Quality in an Population of 2.554 Young Danis Men*, American Journal of Epidemiology 2010 171(8):883-891

18 Andrew C. Povey, *Modified and non-modifiable risk factors for poor semen quality: a case-referent study*, Human Reproduction Journal

19 Lidia Mínguez-Alcarón, *Dietary intake of antioxidant nutrientsis associated with semen quality in young university students*, Human Production, Volume 37, Issue 9, Pp 2807-2814

20 Richard M. Sharpe, *Environmental/Lifestyle effects on spermatogenesis*, The Royal Society, 2010

21 Bisanti, L. et al, Shift work and subfecundity: *a European Multicenter study*, European Study Group on

Fertility and Subfecundity, Journal of Occupational and Environmental Medicine, 1996, 38 (4), p. 352-358

22 Luigi Malerba, *Die nachdenklichen Hühner*, Wagenbach, 2009, Text leicht abgeändert

23 Bruce Lipton, *Intelligente Zellen*, Titel der amerikanischen Originalausgabe: *Biology of Beliefs*, Mountain of Love/Elite Books, 2008

24 Quelle: Lesage J., F. Del-Favero, et al., Prenatal stress induces intrauterine growth restiction and programmes gluco intolerance and feeding behaviour disturbances in the aged rat, Journal of Endocrinology 181:291-296, 2004

25 Devlin. B., M. Daniels, et al, *The heritability of IQ*, Nature 388:468-471, 1997

26 Prescott J. W., *The Origins of Human Love and Violence*, Journal of Prenatal & Perinatal Psychology & Health 10 (3):143-188, 1996

27 http://www.vital.de/artikel/brustkrebsrisiko-zwillinge

28 Berthhold E Schwarz M.D., *Ordeal by serpents, fire and strychnine*, psychiatric quarterly 1960, Volume 34:405-429

29 Dr. med. Magnus Heier, Nocebo: *Wer´s glaubt wird krank*, Hirzel Verlag, 2011

30 Anthony de Mello, El Sabor de las Moras, Grupo Editorial Lumen, Buenos Aires 2008, literarische Verarbeitung nach einer Tonbandaufnahme von Anthony de Mello mit dem Titel: Wake up! Spirituality for Today with Anthony de Mello, Tabor Publishing, 1987

31 Dr. med. Magnus Heier, Nocebo: *Wer´s glaubt wird krank*, Hirzel Verlag, 2011

32 Anton Ponce de Leon Paiva, En Busca del Anciano, Argentina, Deva´s S.A, 2005

33 Emmet Fox, *Yoga der Liebe*, Literary Licensing, Llc, 2011

34 Zusammenfassung aus dem ebook „*Emmet Fox´s Golden Keys to Successful Living and Reminiscences*", Herman Wolhorn, Harper & Row Publishers, New York, Hagerstown, San Francisco, 1977

35 www.gnadenquelle.de/hiroshima.htm

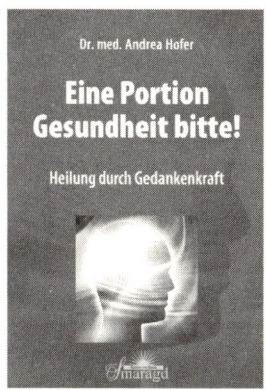

Dr. med. Andrea Hofer

Eine Portion Gesundheit bitte!
Heilung durch Gedankenkraft
248 Seiten, A5, broschiert
ISBN 978-3-941363-90-8

Welchen Einfluss haben unsere Gedanken und Handlungen auf unsere Gesundheit? Wieso gibt es Menschen, die immer krank sind, und andere, die vor Gesundheit strotzen? Durch humorvolle Darstellung von falschen Denkweisen können Sie Ihre negativen Gedankenmuster erkennen. Sie sind nicht mehr Opfer Ihrer Krankheit, sondern können durch Änderung Ihrer Gedankenstrukturen die Gesundheit zurückerhalten. Nachdem sich die Autorin selbst durch Bewusstwerdung und Änderung ihrer falschen Denkart von einer schweren Knieerkrankung geheilt hatte, konnte sie vielen Menschen in ihrer Praxis helfen, Heilung auf spirituelle Weise zu erzielen. Anhand von praktischen Beispielen wird erläutert, wie Sie sich selbst auf diese Weise heilen können. Ein Teil der Erlöse dieses Buches kommt den Entwicklungshilfeprojekten, die die Autorin in Lima leitet, zugute.

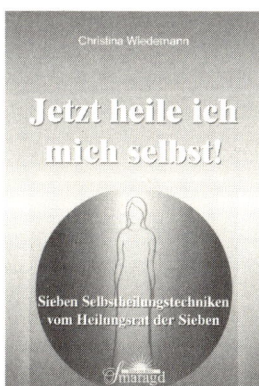

Christina Wiedemann

Jetzt heile ich mich selbst!
Sieben Selbstheilungstechniken vom Heilungsrat der Sieben
168 Seiten, Großformat, gebunden, mit Leseband
ISBN 978-3-941363-34-2

2006 trat der Heilungsrat der Sieben (Isis, Hilarion, Metatron, Saint German, Lady Nada, Jesus, Maria Magdalena) an das Medium heran und teilte sieben Selbstheilungstechniken mit, die es galt, sprachlich und grafisch leicht verständlich umzusetzen.

Auf das Wesentliche konzentriert, werden Auralehre, Chakrenlehre, kosmischer Verbindungsaufbau, Kreieren eines Auraschutzes, Kreieren einer Energiekugel sowie die Wichtigkeit des endokrinen Systems für die Gesundheit erläutert.

Der Leser lernt Schritt für Schritt, seinen persönlichen Weg zum Inneren zu finden und sich selbst als Lichtwesen zu verstehen.

Mit zahlreichen farbigen Abbildungen.

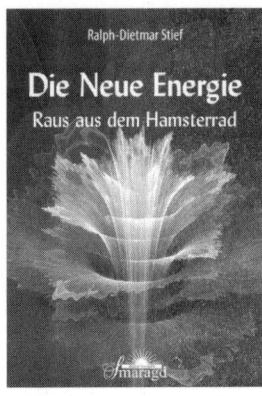

Ralph-Dietmar Stief
Die NEUE ENERGIE
Raus aus dem Hamsterrad
168 Seiten, A5, broschiert
ISBN 978-3-95531-029-5

Wir befinden uns inmitten einer neuen Zeitepoche, in der alte Strukturen immer mehr auseinanderbrechen. Die Dinge „funktionieren" nicht mehr wie gewohnt, und der menschliche Verstand stößt immer mehr an seine Grenzen.
Gleichzeitig finden wir gehäuft „seltsame" Phänomene in allen Lebensbereichen vor, und Lösungen treten auf unvorstellbare Weise in Erscheinung.
Verantwortlich dafür ist die NEUE ENERGIE, die keine begrenzende Polarität mehr erzeugt, sondern auf pure Ausdehnung gerichtet ist.
Anhand authentischer Beispiele wird klar und verständlich aufgezeigt, wo die bisherige Realität ihre Grenzen hat und wie uns jetzt die NEUE ENERGIE unmöglich erscheinende Wege eröffnet – zu einem erfüllten Leben, in dem wir unsere Wünsche schnell umsetzen und leben können.

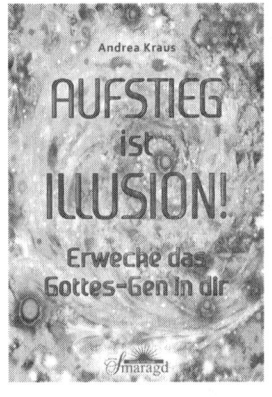

Andrea Kraus
Aufstieg ist Illusion!
Erwecke das Gottes-Gen in dir
Ca. 200 Seiten, A5, broschiert
ISBN 978-3-95531-032-5

Wir sind in Berührung mit dem spiralförmigen Lichtuniversum der Zentralsonne, und es haben sich völlig neue Lichtdimensionen des Kosmos für uns geöffnet, deren Potenziale JETZT HIER sind. Daher ist der sogenannte „Aufstieg" ist nicht mehr länger unser Ziel. Etwas GANZ und gar Neues ist entstanden und entwickelt sich rasant in den nächsten Jahrzehnten auf der Erde und innerhalb der Menschheit. Wir tauchen ein in das neue, spiralförmige Bewusstsein und dringen so innerhalb des Prozesses schon in absehbarer Zeit bis zur 12. Dimension vor, die wir nunmehr als frei zugänglich vorfinden!
Also sind wir gerufen, unsere Lichtkörper zu aktivieren und mit Hilfe der Energien unsere DNS weiter zu entkodieren, um einen „einflussreichen" Schutz zu haben.

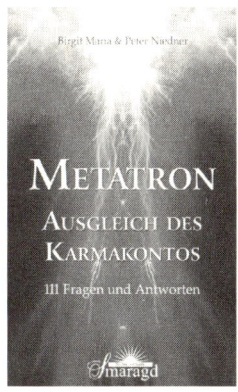

Birgit Maria & Peter Niedner
METATRON – Ausgleich des Karmakontos
111 Fragen und Antworten
160 Seiten, 120 x 190 mm, gebunden, mit Leseband
ISBN 978-3-95531-035-6

Jede neue Erfahrung, die in den vielen Leben einer Seele erarbeitet wurde, bringt zwangsläufig karmische Verstrickungen und Verbindungen mit sich. Metatron erörtert Fragen, die immer wieder auftauchen und viele Menschen beschäftigen, in einer präzisen Sprache und beantwortet sie klar und präzise. Karma ist kein Schicksal, keine Bürde, keine Last. Karma ist einfach eine Energie, die sich auf dem Weg des Aufstiegs zwangsläufig entwickelt. Karma ist nicht gut und nicht schlecht, Karma IST! Aber es gibt selbstverständlich Möglichkeiten, Karma auszugleichen, und genau darum geht es hier.

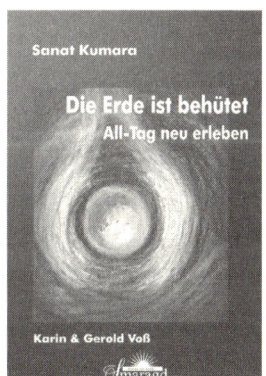

Karin & Gerold Voß
Sanat Kumara – Die Erde ist behütet
All-Tag neu erleben
192 Seiten, A5, broschiert
ISBN 978-3-95531-030-1

Seit 2012 ist Gaia, die Erde, aufgestiegen und bietet somit die besten Voraussetzungen, damit auch die Menschheit kollektiv aufsteigen und dabei gemeinschaftlich die Erde zu einem Paradies entwickelt kann.
Die Botschaften der Geistigen Welt helfen uns, in den nächsten Jahren mit der Entwicklung, die auf der Erde geschieht, zurechtzukommen, ohne von uns selbst oder von außen zu sehr unter Druck zu geraten.
Ergänzende Meditationen und Beiträge der Aufgestiegenen Meister Saint Germain und Hilarion machen dieses Buch zu einem praktischen Begleiter in diesen Zeiten des Wandels.

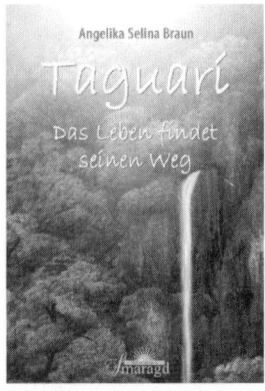

Angelika Braun
Taguarí – Das Leben findet seinen Weg
408 Seiten, A5, gebunden, mit Leseband
ISBN 978-3-95531-024-0

Taguarí erzählt die Geschichte von Don José Ariza, einem heute 111-jährigen kolumbianischen Schamanen, der im zarten Alter von 14 Jahren den Urwald am Amazonas betritt und dort von einem indigenen Stamm aufgenommen und zum Schamanen ausgebildet wird.
Der Leser begleitet ihn auf seinem Weg der Erinnerung an seine innewohnenden Fähigkeiten und der Tatsache, dass Mutter Erde uns alles zur Verfügung stellt, was wir benötigen, um gesund und glücklich zu leben. Alles Wissen darum ist in uns, wir müssen es nur wieder entdecken.

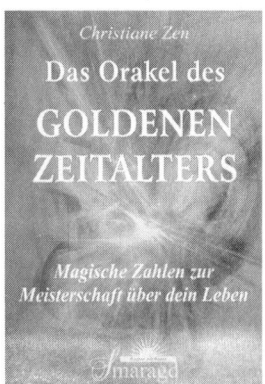

Christiane Zen
Das Orakel des Goldenen Zeitalters
Magische Zahlen weisen dir den Weg in die Neue Zeit
40 Karten mit Begleitbuch
ISBN 978-3-95531-011-0

Unsere Engel, Seelenführer und Aufgestiegenen Meister wollen, dass wir unseren Weg selbst bestimmen, finden und gehen. Doch sie haben uns heimlich ein Navi zugesteckt, bevor wir uns auf den Weg zur Erde gemacht haben. Wo es ist? – Du hältst es gerade in deinen Händen!
Dieses Kartenset beantwortet alle deine Fragen in der Sprache der Neuen Zeit. Schritt für Schritt wird dein Weg für dich sichtbar, und ganz nebenbei zeigen dir deine Engel, dass du die Sprache des Lichts nicht verlernt hast. Jede Karte ist ein Unikat für sich und wird getragen von einer einzigartigen Energie, die du sofort spüren kannst.
Mit den enthaltenen Informationen kannst du dein Energiefeld und deinen Organismus synchronisieren, auf die Energien der Neuen Zeit ausrichten und dich von ihnen tragen lassen. Die magischen Zahlen entfalten ihre Wirkung für dich, auch wenn du nicht an sie denkst.